# 改姿态变美人

## ——人体核心调整法

[日]阿久比 永宗　著
黄亚茹　胡曼玲　译
胡　扬　译审

人民体育出版社

# 前 言

现如今，女性对美丽的追求孜孜不倦。

与此同时，为了美丽而注重身体健康的人也在逐渐增多。

为了达到上述目的，最近流行的美容方法中不乏来自于医疗的一些想法，如将体内毒素排出的食品、促进淋巴回流的“淋巴按摩”等等。与以前许多女性利用节食而达到减重目的的不健康做法相比，正确理解医学原理的年轻女性正在逐渐增加，这是让人感到欣慰的事情。

然而，有不少女性确实小心翼翼地按照说明去做了，可还是达不到满意的效果，这是为什么呢?

当然，原因多种多样，因人而异。其中一个原因可能与人体的中心部位——“核心”不平衡有关。

所谓“核心”，是指维持人体平衡的、躯干的中坚部位。此“核心”的中心部——脊柱有许多神经通过，将大脑发出的指令传达给肌肉或内脏，并支配它们的活动。如此看来，脊柱就是躯干的司令塔。然而，日常的习惯动作、不良姿势等都会造成正常姿势的“崩溃”，引起“核心”部位不平衡、脊柱变形，进而影响身体的内环境。

“核心”既指支撑身体的整个“柱子”，也包含柱与柱之间的咬合部位。该咬合部位不仅关系到柔韧性，而且也与身体的减震功能有关。就像房子一样，构造的主体部位崩溃后，不仅会发生漏水，而且也会失去保温功能。“核心”崩溃后身体也会像房子一样失去平衡，在各种机能发生紊乱的同时，女性的美丽也会丧失，变为姿态丑女。这样的话，不仅影响了身体的曲线美，而且会极大地损害身心健康。

“核心调整”是让造成身体不调的“核心崩溃”重新回复到原有平衡状态的方法。该方法实际是将运动训练及健身俱乐部中常用的运动损伤预防、肌肉功能改善练习方法进行了改进与整合，目的是让年轻女性也能理解并运用。最近，从名模SHIHO开始，一些有名的模特、演员艺术家也开始加入到核心调整的行列之中。

“核心调整”被瞩目的理由不仅在于其良好的效果，而且最重要的一点是不用费太多的力气就能达到目的。“核心调整”的做法非常简单，也就是在看电视的时候、或者是刚从浴缸里泡澡出来的时候、或者刚刚睡醒的时候，躺在被称为“直柱”的圆柱状物品上轻轻地晃动，方法多种多样，不费力气。

“核心调整”最让人吃惊的是很快能看到它的效果。运动训练的效果一般不是一两日，而是需要花费一两个月才能表现出来。但“核心调整”只需数分钟的晃动，就可以感觉到脊柱平衡在某种程度上的回复。当然，一下子做到百分之百的改善是不可能的，但“核心调整”练习前后进行对比，确实能让人感到机体的变化。在感觉到机体的变化时，你一定会有明天还要练习的想法。这也是人们能够坚持进行“核心调整”练习的一个原因。

脊柱挺拔的女性，身体机能肯定处于优良状态，浑身散发着美丽青春的气息。与此同时，其心理也一定处于积极向上的状态，能够积极地应对恋爱、工作等等。至今为止使用了各种各样的美容方法、健身方法，但不能坚持的女性一定要来试试“核心调整”！在繁忙的工作之余抽出一点时间，没有任何精神负担地练习“核心调整”，肯定能够持久。对于那些因工作繁忙而没有时间缓解精神压力的人群、体力不足容易疲劳的人群，我们特别推荐“核心调整”！只要将“核心调整”作为日常生活的重要内容，你一定可以从“姿态丑女”变身为“气质美人”！

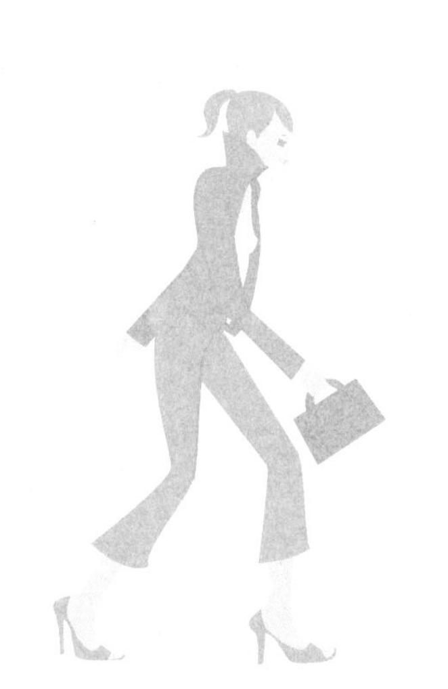

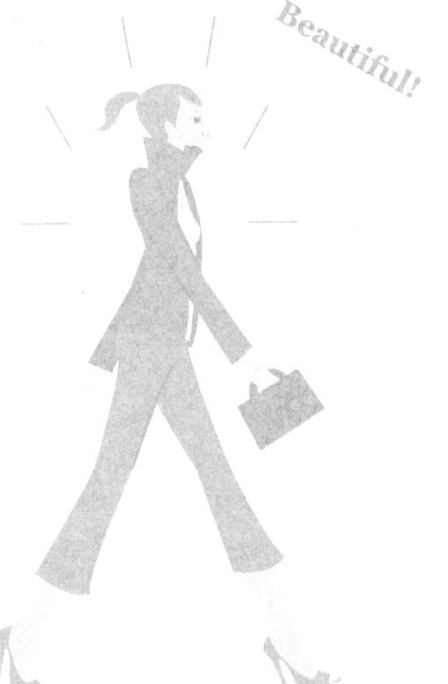

CONTENTS

# 目录

# 第1课

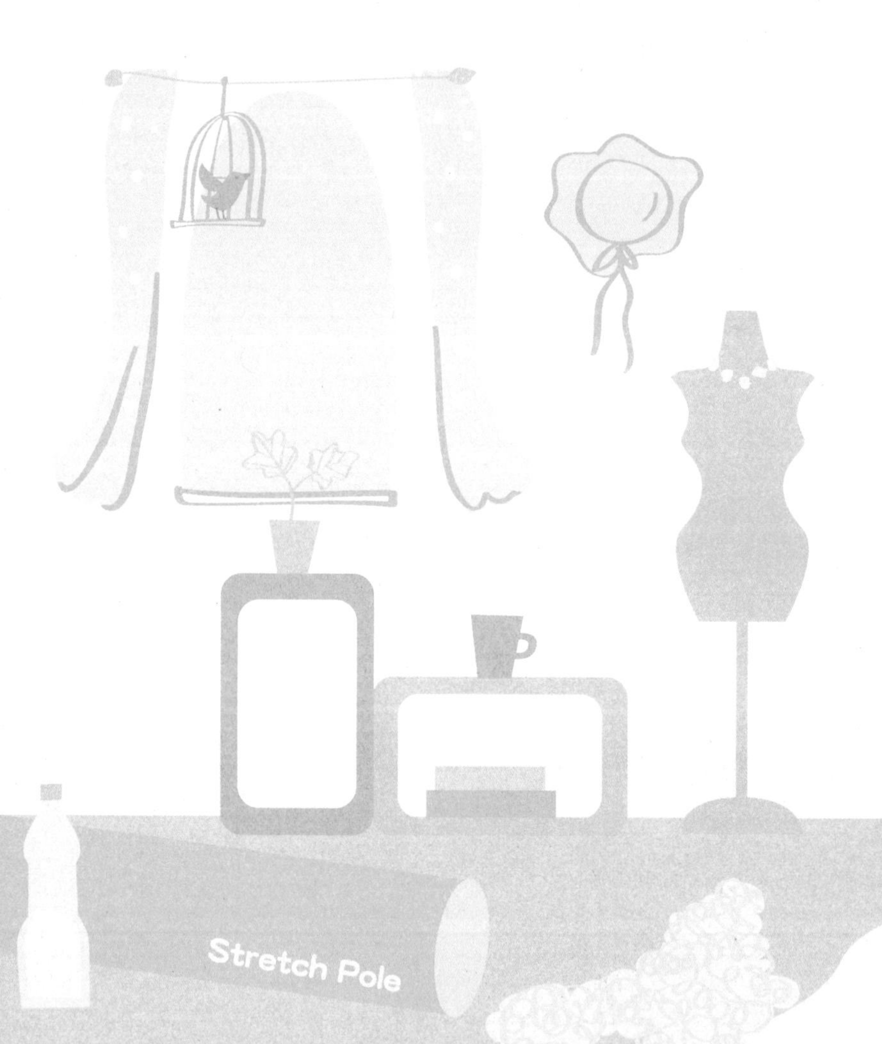

# 用“直柱”进行核心调整

女人不仅要长得漂亮，而且要身心健康。“核心调整”可以将姿态丑女变身为气质美人！首先要了解的是为什么“核心调整”可以简单地将姿态丑女变身为气质美人，其机理正是我们想要介绍的。许多运动员都在使用的练习方法并不难掌握，普通人肯定也能做得到。请大家一定去了解“核心调整”的秘密，迈出塑造“气质美人”的第一步。

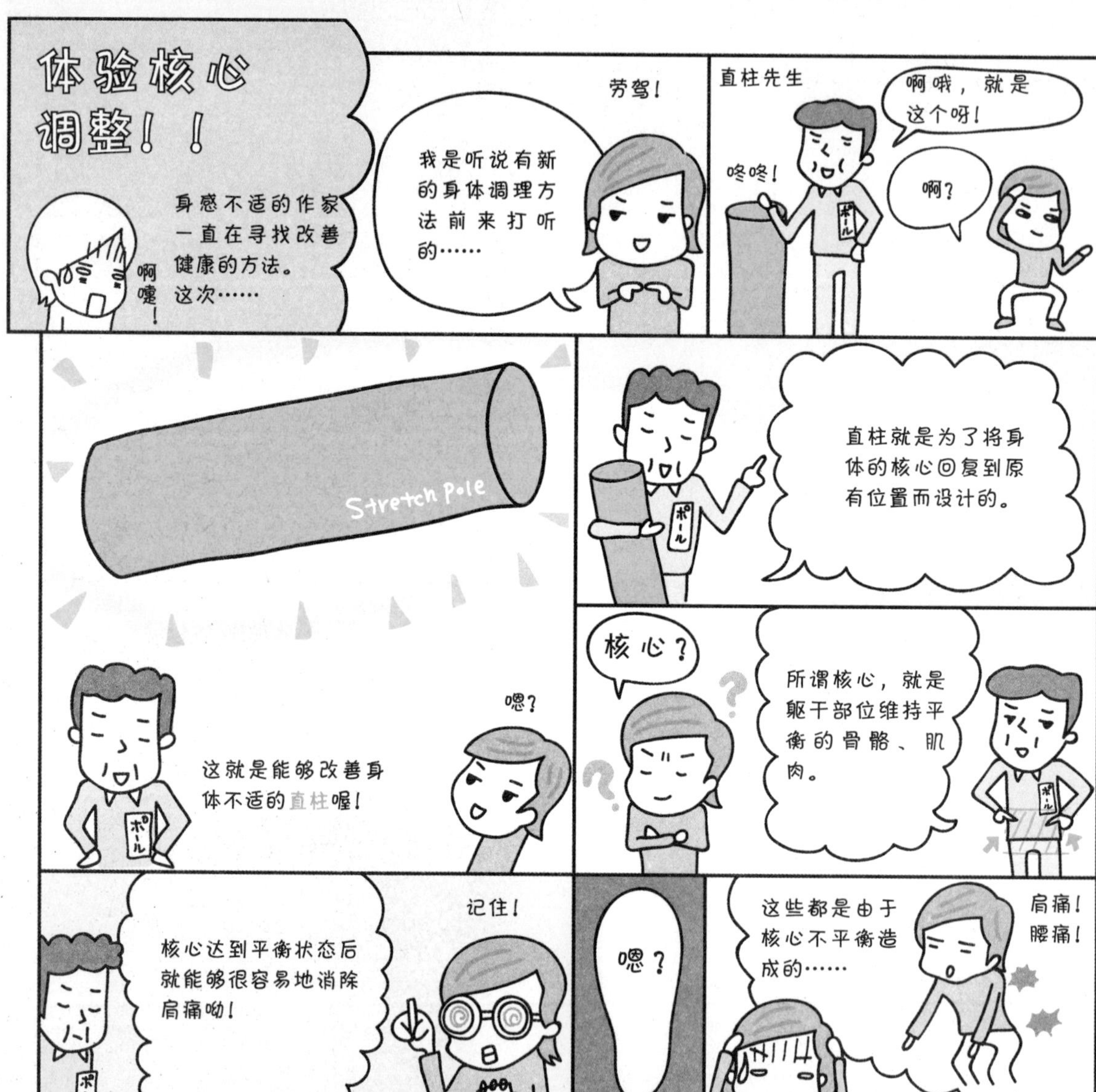
体验核心调整！！
身感不适的作家一直在寻找改善健康的方法。这次……
啊噫！
劳驾！
我是听说有新的身体调理方法前来打听的……
直柱先生
咚咚！
啊哦，就是这个呀！
啊？
Stretch pole
直柱就是为了将身体的核心回复到原有位置而设计的。
这就是能够改善身体不适的直柱喔！
嗯？
核心？
所谓核心，就是躯干部位维持平衡的骨骼、肌肉。
核心达到平衡状态后就能够很容易地消除肩痛呦！
记住！
嗯？
这些都是由于核心不平衡造成的……
肩痛！
腰痛！
是这样啊！

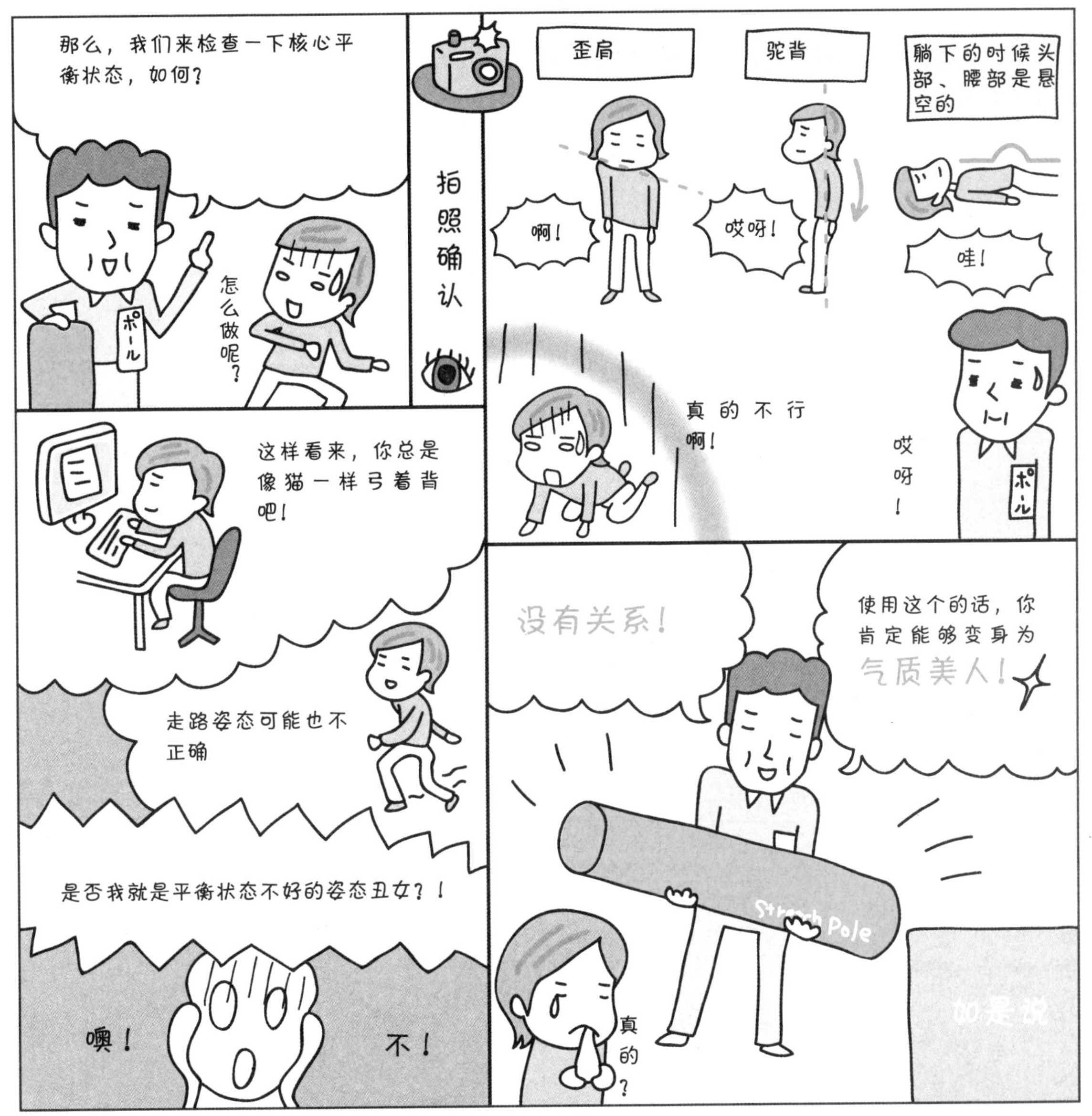

那么，我们来检查一下核心平衡状态，如何？
怎么做呢？
拍照确认
歪肩
驼背
躺下的时候头部、腰部是悬空的
啊！
哎呀！
哇！
真的不行啊！
哎呀！
这样看来，你总是像猫一样弓着背吧！
走路姿态可能也不正确
是否我就是平衡状态不好的姿态丑女？！
噢！
不！
没有关系！
使用这个的话，你肯定能够变身为气质美人！
Stretch Pole
真的？
如是说

马上试试吧！

没什么难的

但是……

就这样，放松，不要用力就行

核心的平衡可以改善哟

哎？

真的这样就可以了？

不管咋样，你先试试看。放松！

是这样吗？

有点害怕

是的是的

哇！

真的！感觉背伸直了！

真舒服！

慢慢地将手臂放下来——

啊——

慢慢地举起手臂，放下——

呼——

轻轻地摆动——

爽！

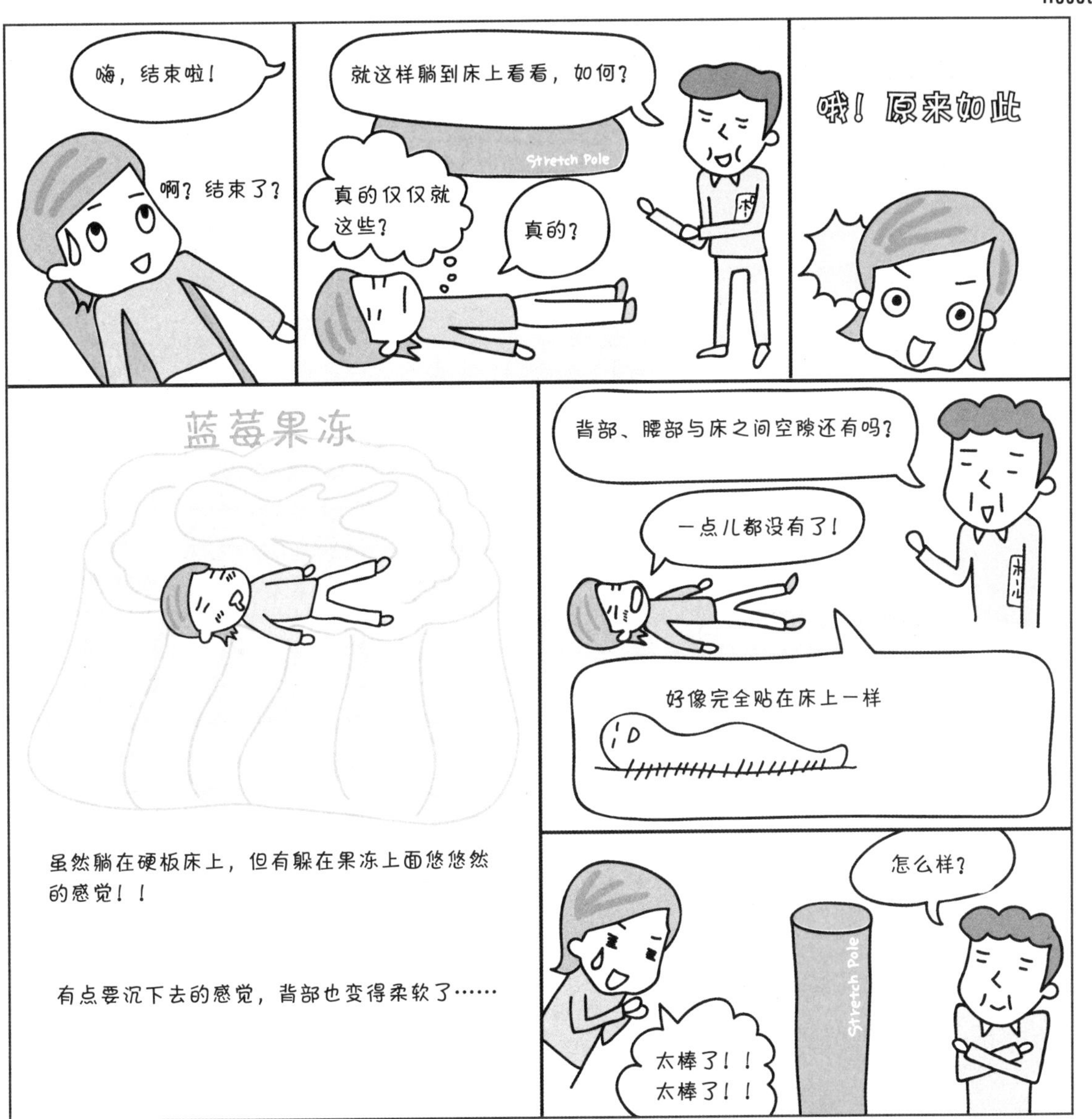
嗨，结束啦！
啊？结束了？
就这样躺到床上看看，如何？
Stretch Pole
真的仅仅就这些？
真的？
哦！原来如此
蓝莓果冻
背部、腰部与床之间空隙还有吗？
一点儿都没有了！
好像完全贴在床上一样
虽然躺在硬板床上，但有躺在果冻上面悠悠然的感觉！！
有点要沉下去的感觉，背部也变得柔软了……
怎么样？
Stretch Pole
太棒了！！
太棒了！！

身体某一部分的平衡状态被破坏后，也会引起其他部位的失衡

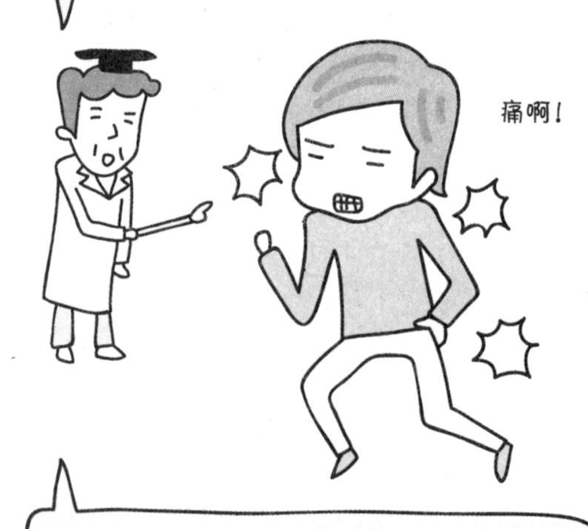


肩痛、腰痛、头痛等都是由于失衡状态下骨骼之间的摩擦、肌肉紧张性过高造成的，是身体健康的危险信号

身体的平衡状态被破坏后不仅仅有外观上的表现

失眠

头痛

发冷

气喘

浮肿

体内发生了不适变化，可怕吧？

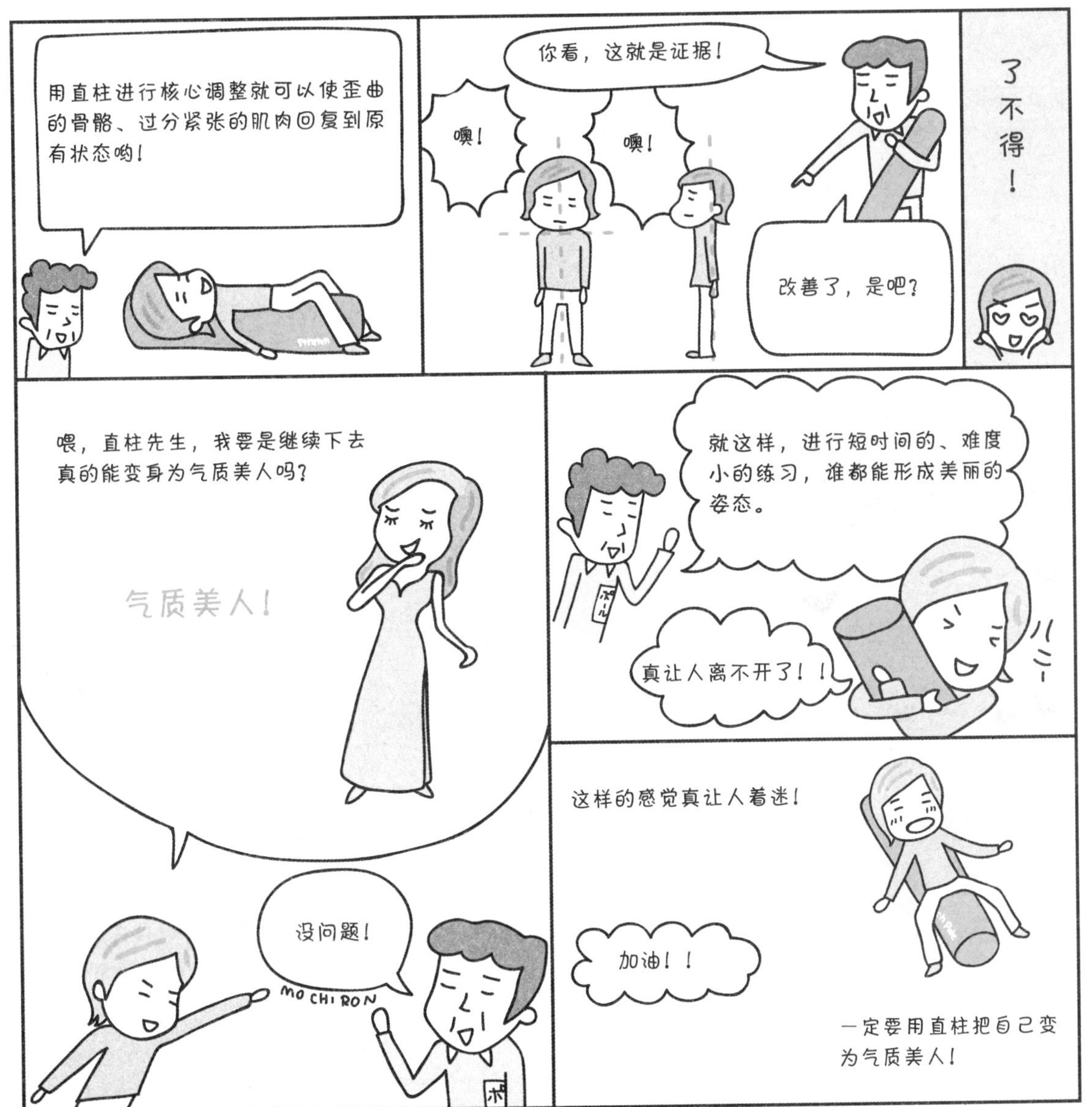
用直柱进行核心调整就可以使歪曲的骨骼、过分紧张的肌肉回复到原有状态哟！
你看，这就是证据！
噢！
噢！
改善了，是吧？
了不得！
喂，直柱先生，我要是继续下去真的能变身为气质美人吗？
气质美人！
没问题！
MO CHI RON
就这样，进行短时间的、难度小的练习，谁都能形成美丽的姿态。
真让人离不开了！！
这样的感觉真让人着迷！
加油！！
一定要用直柱把自己变为气质美人！

# 人体的“核心”到底是什么？

**核心调整可以使身体的各种不适得到改善。**
**与身心健康相关的“核心”到底是什么？**

## 人体的“核心”是成为气质美人的重要部位

人体的“核心”是构成躯干部分所有骨骼、关节，以及与其相连的所有骨骼肌，是这些器官组合成的身体中心轴的总称。骨骼、关节以及与其相连的骨骼肌维持着身体姿势的平衡。

“核心”形成的中心是脊柱。脊柱从侧面看自然地呈“S”形，有着这样脊柱形态的人被称为“气质美人”。然而，将这样的人称为“气质美人”的理由不仅仅是因为脊柱的曲线美，而是这种“S”形意味着组成脊柱的骨骼、肌肉之间有着理想的组合，“核心”处于良好的平衡状态。由此看来，人们不应该是膝盖弯曲、老态龙钟的形象，而是要塑造成行如风、坐如钟、双目前视、面部充满阳光的光辉形象。

此外，通过人体“核心”平衡的调整，可以消除施加于脊柱上的非正常压力，不仅使经由脊髓的神经能够从事正常的工作，而且可以促进血液、淋巴液的顺畅流动，活跃内脏活动。由于内环境得到很大改善，促进了肌肉、毛发、体脂肪的新陈代谢，其结果就是使人变得美丽动人。“核心”就是塑造气质美人的基础！

## 构成人体“核心”的主要成分是骨骼与关节

构成人体“核心”的主要骨骼是脊柱、肩胛骨、骨盆。此外，还有下图粗线所示的骨与骨相连的关节。这些要素构成了良好的核心平衡形态。

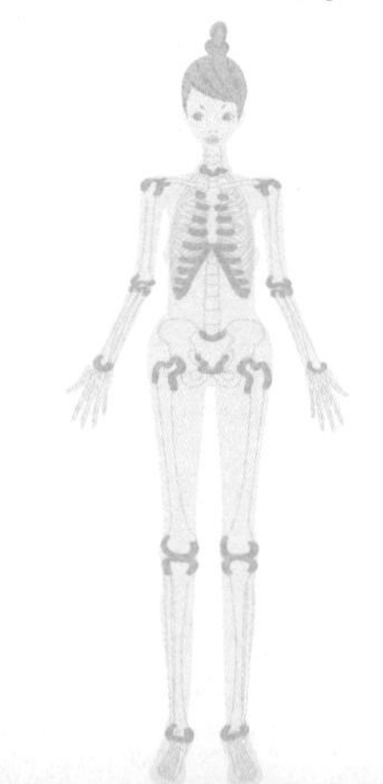

人体核心的中坚部位——脊柱是由24个椎骨以及1个骶骨、1个尾骨，共26块骨头连接而成。有许多脊神经从这里出发到内脏，控制着它们的活动。如果核心的平衡状态被打破，脊柱形态发生变化，就会压迫脊神经，引起各种各样的不适症状。

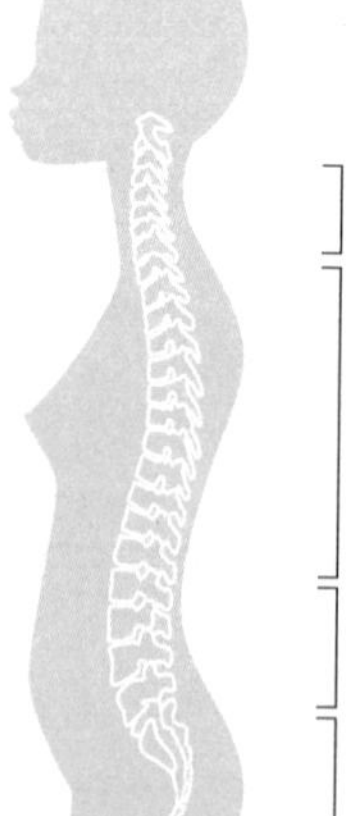

**颈椎（7个），与脑血流、鼻黏膜、耳、咽喉等功能相关**

**胸椎（12个），与气管黏膜血流、胃、肝脏、肺、食道、心脏、小肠、卵巢等功能相关**

**腰椎（5个），与性器官、大肠、盲肠、肾脏等功能相关**

**骶骨，与生殖器、肛门、膀胱等功能相关**

## 日常的不良姿态会毁坏人体核心的平衡!

良好的核心平衡是维持健康的基础，也是美丽所必需的。然而，由于各种原因，几乎所有人的核心都会处于不平衡状态。那么，是什么原因造成的呢?

基本原因应该归咎于日常生活中的不良姿态。其典型的例子是，人们总是习惯用单侧手拿东西、坐着的时候翘二郎腿，以及平时我们在步行、进食、睡觉时的一些习惯姿势都会引起核心的不平衡。

构成核心的除了脊柱以外，还有肩胛骨、肋骨、骨盆，这些骨与骨之间都有关节、肌肉相连的地方。只要其中某一个部位发生不平衡，就会牵连其他部位，最终导致脊柱的不平衡。其结果就是，引起身心失调，血流、淋巴循环不畅、代谢低下，美丽丧失。

日常的不良习惯正在和我们争夺健康与美丽!

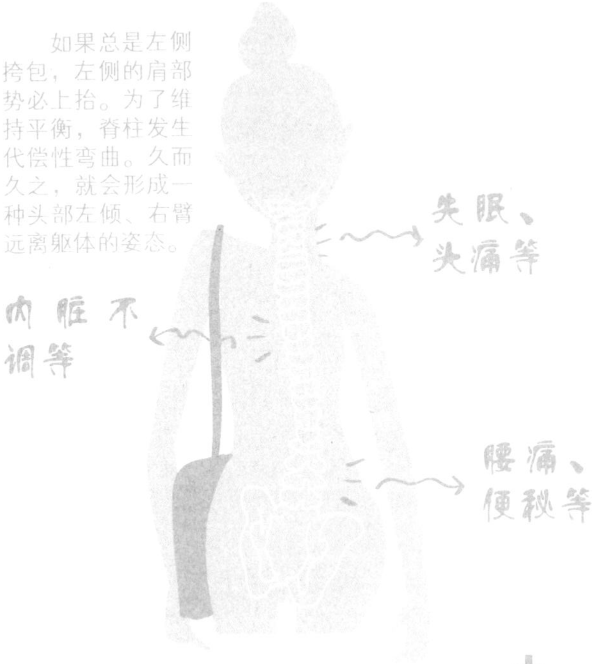

如果总是左侧挎包，左侧的肩部势必上抬。为了维持平衡，脊柱发生代偿性弯曲。久而久之，就会形成一种头部左倾、右臂远离躯体的姿态。

失眠、头痛等

内脏不调等

腰痛、便秘等

## 日常生活中长时间不良姿态形成后……

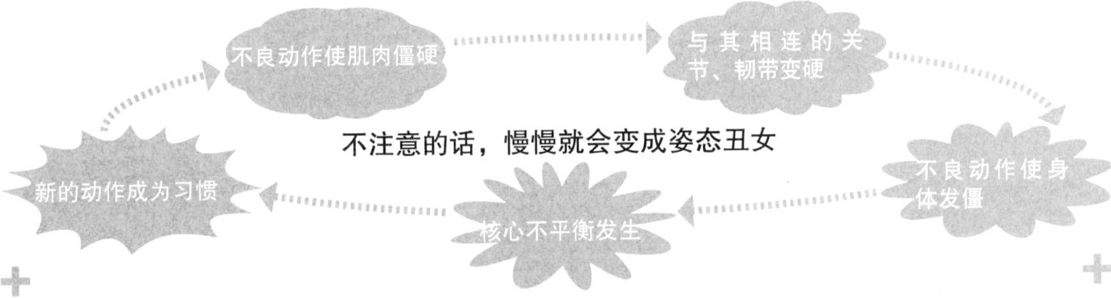

不良动作使肌肉僵硬

与其相连的关节、韧带变硬

不良动作使身体发僵

核心不平衡发生

新的动作成为习惯

不注意的话，慢慢就会变成姿态丑女

# “核心调整”是怎么回事?

## 长期的不良姿势造成的人体核心不平衡怎样才能回复?

### 进行全身放松的运动可以使僵硬的肌肉、关节回复

让日常生活中长期不良姿势造成的核心不平衡回复到出生时的状态称为“核心调整”。

“核心调整”的机理就是让僵硬的关节、肌肉得到放松。日常的不良姿势会使相应的肌肉变僵，从而引起与该肌肉相连的骨关节的活动范围减小，身体变得僵硬，导致核心处于不平衡状态。

要将不平衡状态下僵硬的核心回复的话，有效的解决方法就是进行能让身体放松的运动。其专业用语为“运动回复”，是专指应用微小震动使僵硬的肌肉、关节放松，以促使其回复到原有状态的练习方法。背部躺在软软的直柱上面轻轻地晃动、滚动就能进行简单的放松练习。这种放松练习可以使关节、关节囊（包裹在关节周围的结缔组织）以及肌肉得到松弛。

用直柱进行核心调整并不是依赖他人的按摩，而是通过自身晃动进行的练习。所以，在做练习的时候，一定不要有戒备心理，要彻底放松。正因为如此，虽然核心调整是一种短时间、简单的练习，但练习后马上就能显示出效果来。

### 用直柱进行晃动练习可以使肌肉和关节得到放松

竖脊肌

横膈

腹横肌

骨盆底部肌群

关节是骨与骨之间的连接，由关节头和关节盂构成。关节囊包裹在骨与骨的连接处，其外侧是韧带。核心调整的内容之一就是使关节周围组织变得松弛。

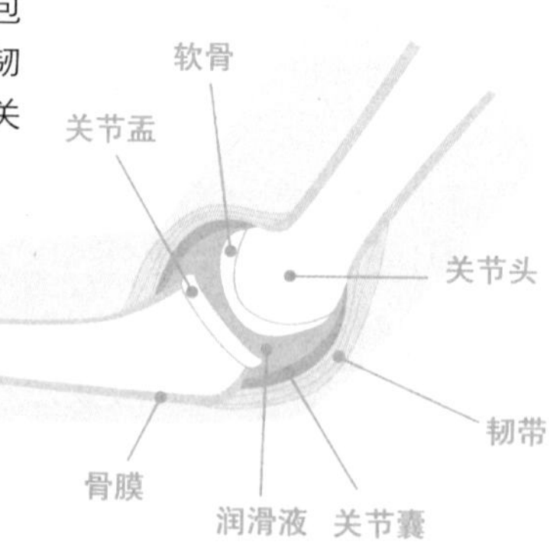


核心不平衡时最容易受到影响的是骨盆。支撑骨盆的肌肉有腹部侧面的深部肌肉腹横肌、骨盆与骶骨相连的骨盆底部肌群、椎骨与椎骨之间相连的竖脊肌，以及横膈。核心调整练习将有助于稳定其间的连合。

漂亮

# ——核心调整的三大效果——

健康

## 变为昂首挺胸的自信美人！

核心不平衡状态下有着各种各样的体型，其中最常见的是驼背、脑袋向前伸。这种体型的人绝对称不上美人，总是给人心事重重、畏缩不前的感觉。真正的美人肯定是昂首挺胸、非常自信的人。这样的姿态不仅是外貌上的美，而且反映了精神上的健康。核心调整可以使人变为身体、精神双重美的丽人！

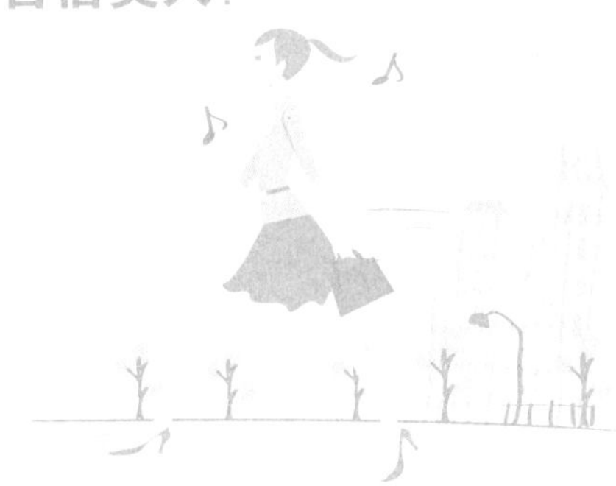

## 缓解身体的不适状态！

核心不平衡时会附加给体内脏器一种不平衡的力，造成其位置、形态发生变化。进行核心调整不仅可以减轻上述附加给内脏的负担，而且可以减缓对经由脊柱的、支配内脏和肌肉活动的神经的压迫，使身体的不适感得到缓解。此外，经由脊柱的神经也支配着血管的活动，核心调整也可以改善机体的血液循环状态。由于上述功效，核心调整能够消解许多女性的冷感症，并活跃机体的新陈代谢，这是让人十分期待的事情。

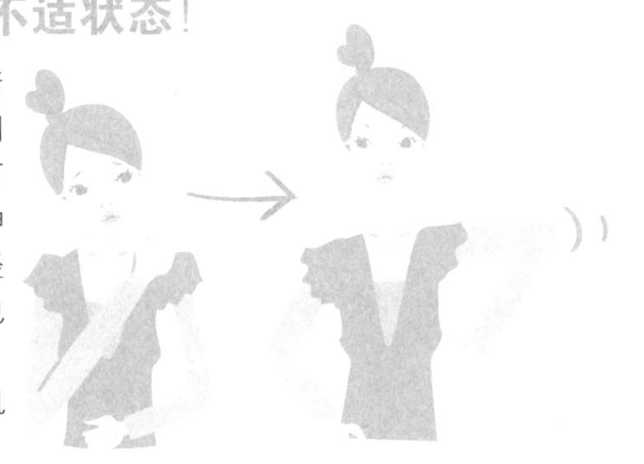

## 达到放松效果！

躺在直柱上摇摇晃晃，就可以使通常的胸式呼吸变为腹式呼吸。深度地腹式呼吸是带有放松性质的呼吸运动。这样，在摇晃之间使人处于放松状态，从而使自主神经的“副交感神经”活性提高。核心调整可以使背部伸直到原来状态，解除对脊神经的压迫。因此，我们特别推荐在睡觉前进行核心调整练习。

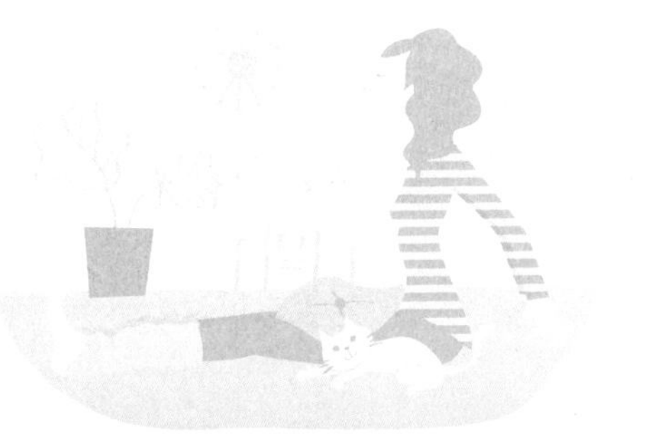

# 更多地了解“核心调整”，Q & A

**使僵硬的肌肉、关节变得松弛从而改善核心不平衡状态、消解身心不适、放松是核心调整的三大秘密。**

## Q1 核心调整能有多大程度的效果？

核心调整的效果在第一次练习时就可以感觉到。核心调整练习仅仅是让身体躺在直柱上面依照自己的节律轻轻摇晃，无需过多地进行思考和掌握技能，因此能达到很好的放松效果。人体处于紧张状态时，肌肉会产生收缩，核心调整是让身体处于肌肉不收缩的状态，肌肉、关节能够立即得到放松，其效果很快就能感觉到。

## Q2 核心调整与瑜伽、普拉提有什么不同？

与瑜伽、普拉提的共同点是能够改善核心的状态。不同点是核心调整的练习动作能够使僵硬的肌肉、关节得到放松。增强肌肉能力的运动往往使核心调整的练习效果减半，而让核心处于自然状态进行核心调整练习，其效果将会数倍增加。

## Q3 对平衡感没有自信的人也可以吗？

核心调整是躺在直柱上面晃转的运动，确实需要在不稳定的状态下进行，需要有一定的平衡感。然而，平衡感不好的人也没有必要担忧，因为核心调整强调的是以自己的能力进行。在自己能力所及范围内进行核心调整运动是没有任何问题的。就是因为失去平衡，身体从直柱上落到地上，也不会感到疼痛。无论如何，在愉快地进行核心调整的同时，由不习惯到习惯也是一个培养平衡感的很好的过程。

## 怀孕期间可以进行核心调整吗?

怀孕期间虽然可以进行核心调整练习，但必须在医务人员的指导下进行。怀孕时，孕妇的体重增加，肯定会影响核心的平衡。由于孕妇的重心前移，肚子向前凸、胸往后仰，脊柱的“S”形曲线势必发生变化。孕妇在做核心调整练习时一定要小心行事，依照针对孕妇的指南在医生的指导下进行。

## 在哪里可以买到锻炼器械?

书中所介绍的锻炼器械，除了可以在体育用品商店买到外，还可以从厂家的网站上购买。器械的种类很多，有长约1米的长直柱、也有半米长的短直柱，还有半径为40厘米的半直柱等，可根据需要和用途订购。

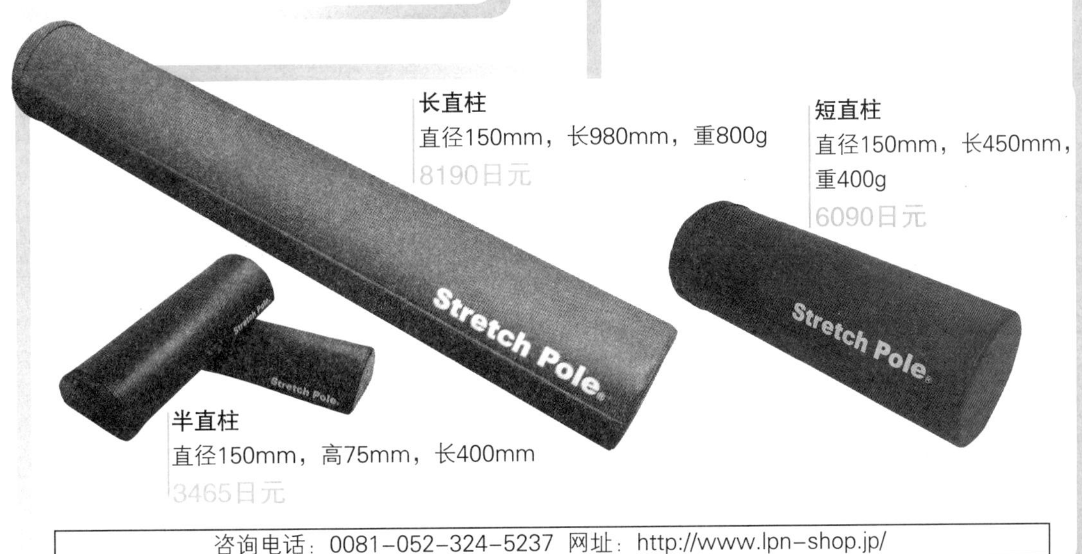


**长直柱**
直径150mm，长980mm，重800g
8190日元

**短直柱**
直径150mm，长450mm，重400g
6090日元

**半直柱**
直径150mm，高75mm，长400mm
3465日元

咨询电话：0081-052-324-5237 网址：http://www.lpn-shop.jp/

# 优秀运动员的核心调整练习

冷感症、便秘、浮肿、肩痛、腰痛、痛经等，都是因为身体某些部位使用过多，或者是不常使用使核心发生不平衡造成的。因为骨骼肌在使用中得到锻炼，不使用时就会被废弃，就会丧失能力，因此，由于使用频度的不同，全身肌肉会变得不平衡。由于我们有各种不同的习惯及优势手，在日常生活中是很难保持全身肌肉间的平衡的。投球、击打等各种运动中的动作不平衡均可以在运动员身上看得到。

原网球选手伊达公子两年前到伦敦参加马拉松比赛。当时，作为教练的中野先生十分担心她歪斜的身体。由于打网球时经常要做横向移动、身体扭转的运动，伊达公子的脊柱向右侧歪扭，右脚的踝关节发僵，右侧膝关节的韧带松弛。但是马拉松跑与网球运动截然不同，运动员需要持续地保持左右平衡进行纵向的运动。因此，伊达公子面对的重要事情首先是要将“网球身体”转化为“马拉松身体”。这是一件十分困难的事情。

中野先生向伊达公子推荐的训练方法就是核心调整！调整脊柱的重心，躺在直柱的上面慢慢地摇晃。同时，结合能够让下半身放松的针灸疗法，以及配给专门的营养。这样，伊达公子的身体慢慢由网球型变为马拉松型，体重减少了3公斤，体脂肪率下降了5%。在之后举行的马拉松大会上，她实现了3.5小时跑完全程的愿望。

除了为纠正身体平衡而使用直柱的伊达公子以外，也有许多为了维持机体整体平衡而使用直柱进行训练的优秀运动员，如在雅典奥运会上获得2枚银牌的花样游泳运动员立花美哉和武田美保等。

目标就是要战胜俄罗斯人的这两名运动员迷倒了当时在场的许多观众。在训练中她们追求的就是大力量、高速度。为了解决这些问题，当时的科研攻关课题的名称就是“强化身体的轴”。“身体的轴”软弱的话，身体在水中就会变得软当当的。为了“强化身体的轴”，作为教练的白木仁先生采用了直柱！躺在直柱上面，身体处于不平衡状态下进行训练，可以强化机体的平衡性、躯干部位的稳定性。在日常的训练中加入这样的练习，对这两人来说是非常费劲儿的。在奥运会正式比赛中，这两位选手能够保持很好的平衡、取得优异成绩也许就与使用直柱有关！

身体是运动员的资本。直柱不仅仅起到“关爱”运动员身体的作用，而且对提高其竞技能力也有重要的意义。

# 第2课

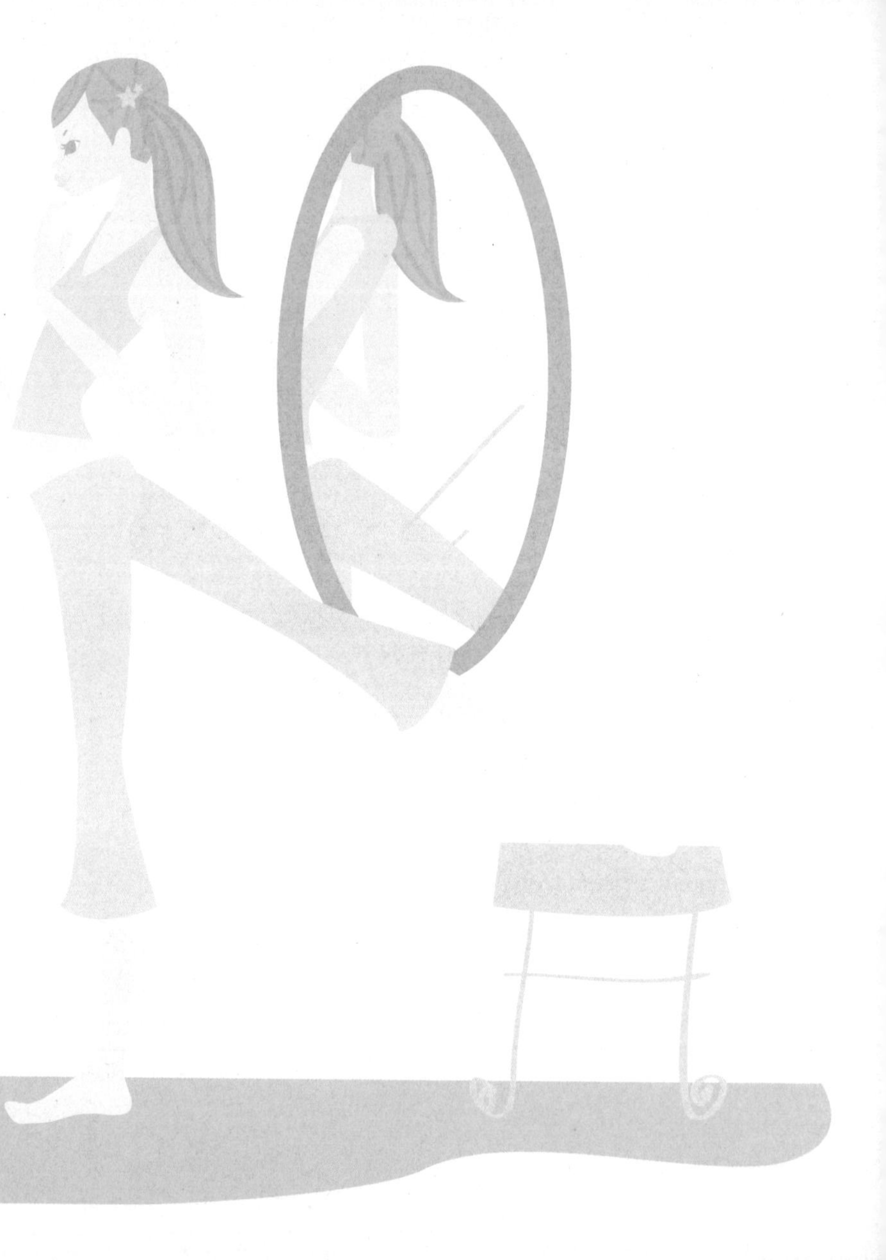

# 自查核心状态

核心失衡的原因多种多样。有的人是因为生活工作、习惯，也有的人是因为爱好的长期积累使核心变为不平衡状态。下面，我们就向大家介绍一下检查自己的核心状态的方法。检查核心状态，不仅可以预防日常生活中潜在的不良动作，而且也能观察核心调整的实施效果，提高对自身健康状态的关注度。

# 从日常生活习惯自查“核心类型”

**核心不平衡是日常生活中一些容易被人忽视的不良动作造成的。**
**要了解自己的核心不平衡到底是哪些原因造成的，首先要检查如下变化倾向。**

## A 检查项目

共　　个

- □ 睡觉的时候，或者躺下的时候，习惯两臂上举并放在超过头顶位置的姿势；
- □ 站立的时候喜欢将双手放在背后；
- □ 坐着、双脚往前伸时喜欢将双手放在背后；
- □ 坐着的时候喜欢两脚交叉；
- □ 往上看时脖子感到不舒服；
- □ 坐在椅子或地板上喜欢将双脚抬高 。

## B 检查项目

共　　个

- □ 休息的时候不知不觉地盘腿坐着；
- □ 每天都穿高跟鞋；
- □ 脱掉鞋站立时重心落在后脚跟；
- □ 腰部后仰比前屈感到舒服；
- □ 脑子不够用；
- □ 身子好像被捆绑起来一样。

## C 检查项目

共　　个

- 办公室的桌子高度比眼睛下方30厘米还要低；
- 面向桌子坐的时候肘部总是弯曲得很厉害；
- 习惯将报纸摊在地板上阅读；
- 鞋子脱掉后站立时重心向旁边移动；
- 长时间行走时大腿前部感到疲劳；
- 不知不觉地用口呼吸。

## D 检查项目

共　　个

- 腰部前屈比后仰感到舒服；
- 站立的时候双膝微微弯曲；
- 走路的时候全脚掌着地，也可能脚尖先着地；
- 站着工作的时候比较多，总感到腰部疲劳；
- 坐着的时候双膝摇动；
- 穿拖鞋走路时鞋子总是蹭在地板上发出“嘎嘎”的声音。

## E 检查项目

共　　个

- 总是单侧手拎东西；
- 总是从事像网球、乒乓球那样以单侧肢体为主的运动；
- 坐在椅子上总是习惯双脚交叉；
- 睡觉的时候有一侧腿弯曲；
- 站立的时候重心落在单侧脚上；
- 正坐的时候感到不舒服，喜欢歪着坐。

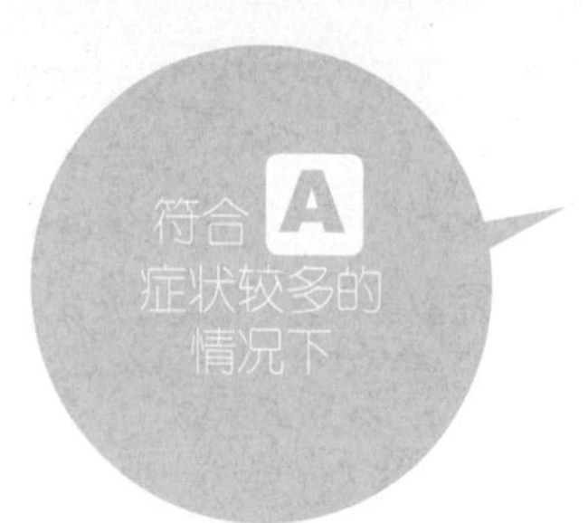


# 前挺后撅的鸽子体型

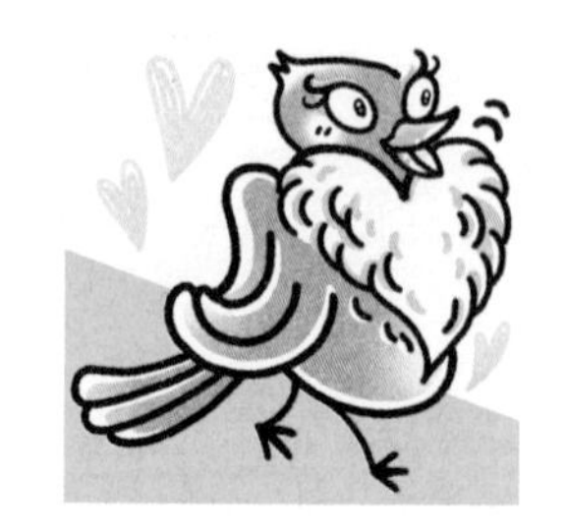

即所谓的鸽子胸体型。这样的体型，由于胸部比较大，容易形成腰椎前凸、肚子挺出的体态。虽然这样的体型重心比较稳定，但腹肌较弱，腰部肌肉的负担加重。从现在开始就要注重预防腰痛。

## 前挺后撅的鸽子体型的核心……

腰肌紧张

腹肌松弛

腰椎前凸

骨盆前倾

使大腿上抬的肌肉紧张

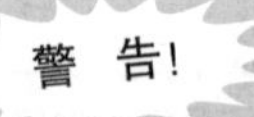


**会变成这样的姿态丑女！**

· 胸部特别大！
· 胃部突出！
· 从侧面看好像总是急急忙忙向前冲的身体前倾体型！

## 前挺后撅的鸽子体型是这样产生的！

“前挺后撅的鸽子体型”是怎样产生的？原因虽然有多种，这里仅介绍最典型的例子。最需要检查的是引起核心不平衡的生活习惯上的原因。

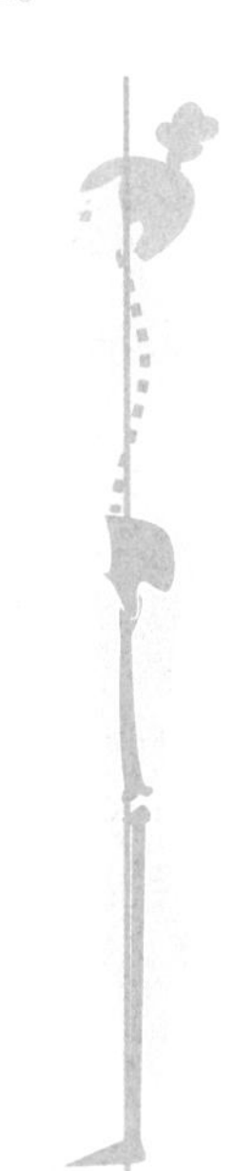

### 01 骨盆前倾

坐在地板上两脚前伸、双手支撑在背后，站立的时候双手背在背后等日常生活习惯容易引起骨盆前倾。

### 02 重心后移

骨盆前倾时，身体的上半身后仰使重心后移。为了维持平衡，胸部必然前挺。

### 03 变成前挺体型

骨盆前倾、胸部前挺的结果是使腰椎向前弯曲，背部肌肉紧张。相反，身体前面的肌肉松弛，肚子挺了出来。

**如果实施了核心调整，请确认！**

“鸽子体型动作”改善的检查

- [ ] 往上看时脖子的不舒服感是否消失？
- [ ] 站立时重心不再落在后脚跟？
- [ ] 穿高跟鞋走路时膝关节能够伸直？

# 曲曲弯弯的鸭子体型

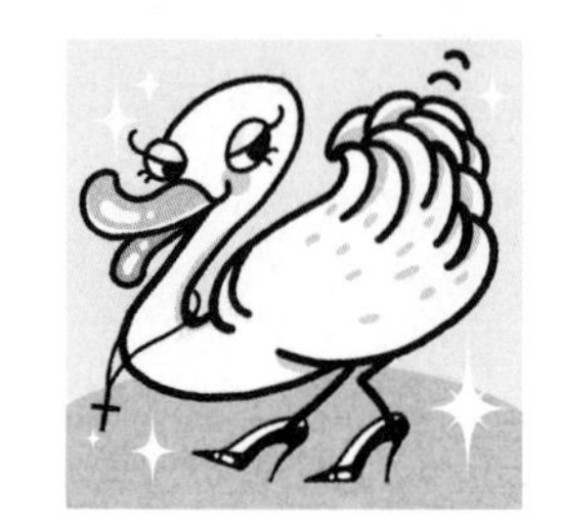

经常穿高跟鞋的女性会出现这样的体型。由于重心前移，腰椎前凸、屁股后撅、胸椎后凸、头部前倾，形成非常难看的体型！由于有许多植物神经通过脊椎，脊椎弯曲后会压迫这些神经，最终造成头痛、肩痛、腰痛，血液流通不顺，身体出现不适现象。

## 曲曲弯弯的鸭子体型的核心……

颈椎前伸

肩胛骨分开

胸椎显著后凸

背的上部肌肉松弛

腰椎显著前凸

髋关节的肌肉紧张

骨盆前倾

**警告！会变成这样的姿态丑女！**

- 屁股后撅！
- 头部像鸟一样前伸！
- 肩部缩起，驼背！

## 曲曲弯弯的鸭子体型是这样产生的！

臀部后撅的“鸭子体型”会让人联想到穿着短裙子的性感女郎。那么“鸭子体型”会引起核心发生怎样的变化，对身体又会产生哪些不好的影响？我们就来检查一下吧！

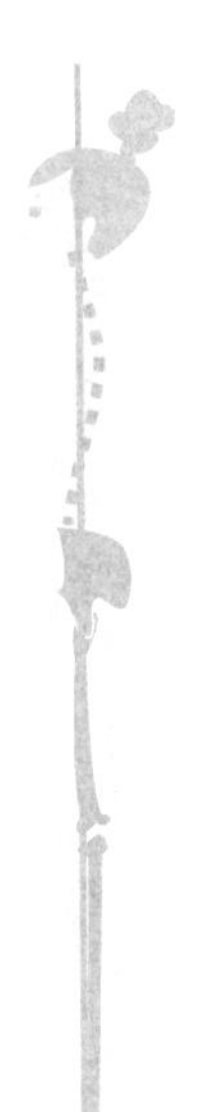

### 01 鞋后跟的高度与前倾度相关

常穿高跟鞋会使重心前倾，并在不知不觉中胸椎后凸，变为驼背。

### 02 头和肩前移

为了纠正胸椎后凸造成的不平衡，头和肩部自然要前伸。这样，肩胛骨就会分开，背部肌肉松弛。

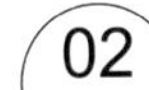

### 03 变成后弯体型

头和肩部前伸时会影响核心的平衡，在无意识之中臀部会撅起。其结果就会变成骨盆前倾、腰椎前凸的鸭子体型。

**如果实施了核心调整，请确认！**

“鸭子体型动作”改善的检查

- □ 是否比以前做前屈动作要容易许多？
- □ 站立时重心不再落于脚后跟？
- □ 躺下时腰和腿部与床面的间隙是否消失？

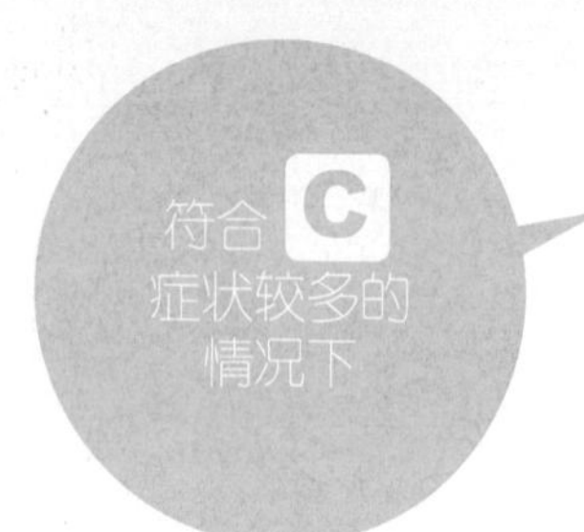


# 塌腰驼背的大虾体型

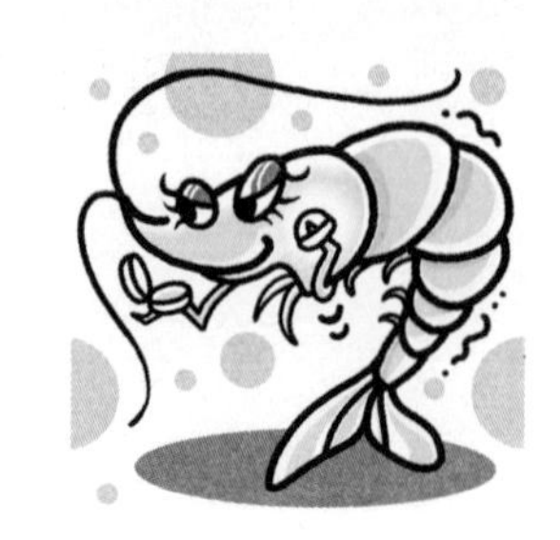

这种体型最容易成为驼背。从肩部到颈部的肌肉僵硬，使从锁骨到颈部的淋巴流动受阻。如这种状态得到改善的话，肩痛、冷感症、浮肿等就会随之缓解。此外，这种下巴下垂的体型也会使颈椎受到压迫，从而引起视力低下、头痛等。这样的体型的外在表现不仅是头、骨盆向前凸出，而且看起来比实际年龄要老许多！为了健康、为了美丽，一定要纠正这样的体型！

## 塌腰驼背的大虾体型的核心……

背上部的肌肉柔弱

腹部的浅层肌肉松弛

脊柱整体向后弯曲

腰椎部的弯曲变平

骨盆后倾

大腿后部肌群紧张

**警告！会变成这样的姿态丑女！**

- 走路时身体总是向下倾，给人不阳光的感觉！
- 臀部下塌！
- 肩部周围的肌肉柔弱，颈部弯曲变成驼背！

## 塌腰驼背的大虾体型是这样产生的！

"塌腰驼背的大虾体型"产生的原因最多的是长期进行电脑操作而造成的脊柱弯曲。

现代人的生活中有许多习惯容易造成大虾型体型。到底是否这样，下面的例子可以说明。

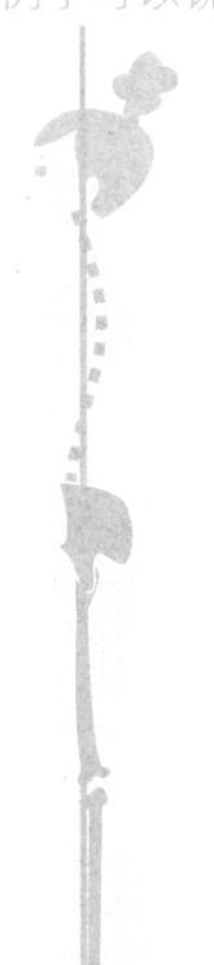

### 01 整天与电脑画面纠缠在一起

办公室的桌子和椅子的高度不合适、长时间看字体很小的屏幕作图等，眼睛凝聚在屏幕上，慢慢地头就会处于前倾状态。

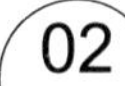

### 02 脊柱整体团了起来

伴随着头部前伸，整个脊柱就会团起来成为驼背。重心也会前倾。

### 03 变成摇晃体型

身体重心前倾，为了维持平衡，腰部自然前凸。这样，腰部原有的自然弯曲就会变平，骨盆后倾。最终形成头部前伸、背部弯曲、腰部凸出的姿势，就像大虾一样。

**如果实施了核心调整，请确认！**

大虾体型动作"改善的检查

- [ ] 在桌前办公时背部是否伸直?
- [ ] 使用电脑时膝关节不再弯得很厉害?
- [ ] 不再用口呼吸?

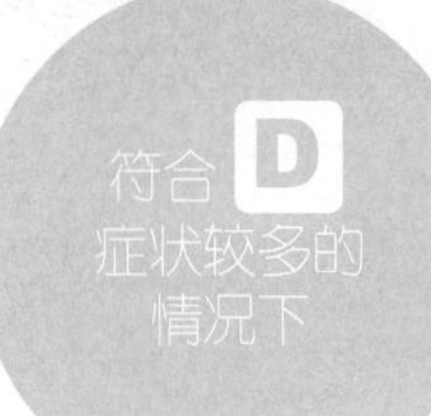


# 平坦无比的比目鱼体型

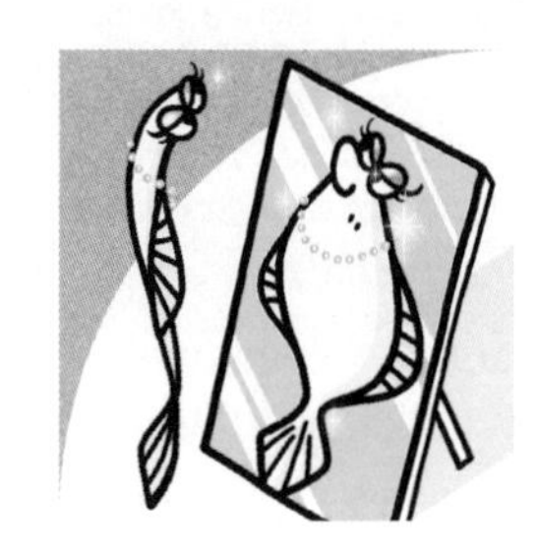

脊柱原本就是呈“S”形的。然而，当腹肌、背肌没有得到充分锻炼时，脊柱的“S”形就会改变，背部会变得平坦，女性的曲线美丧失。另外，这样的体型很容易增加腰部的负担，引起腰痛。让我们一起改善核心的不平衡吧！

## 平坦无比的比目鱼体型的核心……

头部向前

背肌松弛

腰椎的弯曲变得平坦

腹肌紧张

骨盆后倾

膝关节过度前伸

大腿后部肌群紧张

**警 告！会变成这样的姿态丑女！**

- 下巴前伸！
- 下腹部凸了出来！
- 臀部下塌！
- 脚看起来好像短了些！
- 背部肌肉、腹部肌肉较弱，身体曲线消失！

## 平坦无比的比目鱼体型是这样产生的！

脊柱的“S”形变得平坦的原因与背肌、腹肌、足部肌肉力量不足有关。理由有许多，比如婴儿在只能爬行的阶段，其肌肉是不发达的，脊柱也呈平坦状。

请用直柱锻炼平常无法练习到的背肌和腹肌吧！

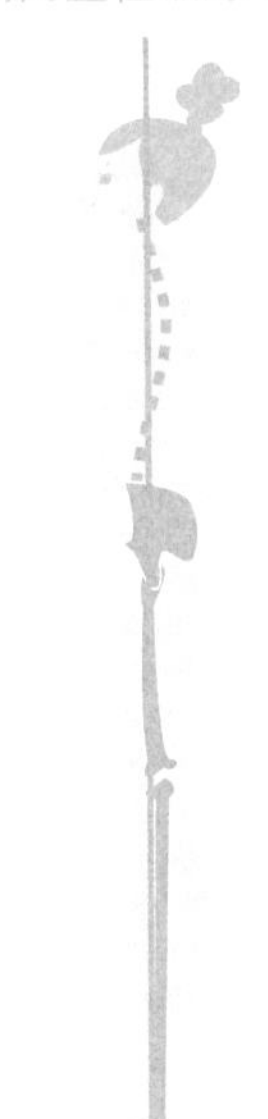

### 01 骨盆后倾

因为足部、髋关节部的肌肉力量比较弱，骨盆有时后倾、有时又处于正常位置。这样就会导致腰椎的前曲消失，臀部下塌。

### 02 头部轻微向前伸出，以维持平衡

与“塌腰驼背的大虾体型”所形成的驼背、骨盆后倾以达到平衡不同，“平坦无比的比目鱼体型”的头部向前伸出对平衡来说是没有用的。

### 03 变成扁平体型

从胸椎到腰椎的“S”形弯曲度减小，身体曲线消失。

**如果实施了核心调整，请确认！**

“比目鱼体型动作”改善的检查

- [ ] 走路时不再全脚掌落地？
- [ ] 站立的时候膝关节没有弯曲？
- [ ] 坐着的时候双膝没有打开？

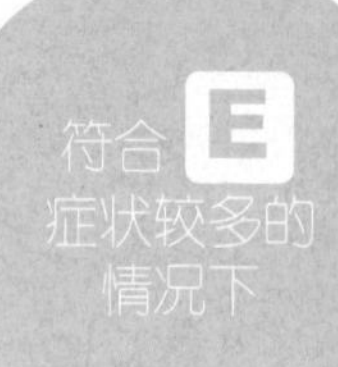


# 东倒西歪的火烈鸟体型

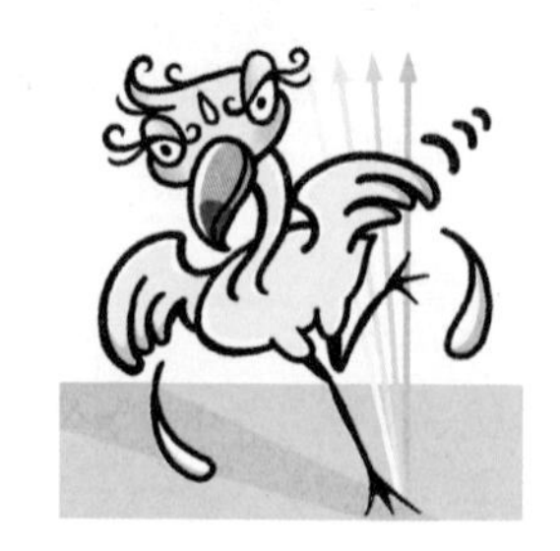

左右肩的高度不一，身体向一侧倾斜。这样的体型是否被家人批评过？如果你曾经有过这样的经历，你肯定是东倒西歪的火烈鸟体型。左右不平衡的现象经常可以看到。其原因主要与日常生活中仅习惯使用单侧手脚有关。一般情况下，优势手的同侧上抬，对侧肩部下垂，腰的位置、脚的长度左右不一。如果总是感到某侧肩、腰容易疲劳、疼痛就一定要引起重视了。身体左右平衡丧失的话，也会影响面部颜色，从而失去美丽。

## 东倒西歪的火烈鸟体型的核心……

- 优势手同侧的肩部上抬
- 优势手同侧的肩胛骨上抬，引起该侧肩部肌肉的紧张性加强
- 优势手同侧的髋部肌肉松弛
- 优势手同侧髋部大腿后部肌群紧张
- 优势手对侧的骨盆上抬
- 身体向优势手同侧倾斜

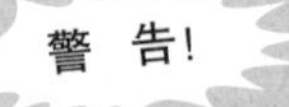


**会变成这样的姿态丑女！**

- 衣领左右不对称！
- 脸向一侧歪斜！
- 优势手同侧的乳房变小！

## 东倒西歪的火烈鸟体型是这样产生的！

总是用单侧肩背东西走路的人就会变成“东倒西歪的火烈鸟体型”！这类体型的产生过程很复杂，一定要知道到底是什么生活习惯造成的，才能很好地将如此不雅的体型纠正过来。

### 01 习惯用优势手

日常生活中常用优势手工作是很自然的事情。但是，长年如此，就会引起身体向优势手侧倾斜。

### 02 肩部、头部随着倾斜

优势手引起身体倾斜的同时也破坏了身体的平衡，优势手侧的肩部上抬，头部向优势手对侧方向倾斜。

### 03 优势手对侧的骨盆上抬

为了平衡头部的倾斜，优势手对侧的骨盆上抬。

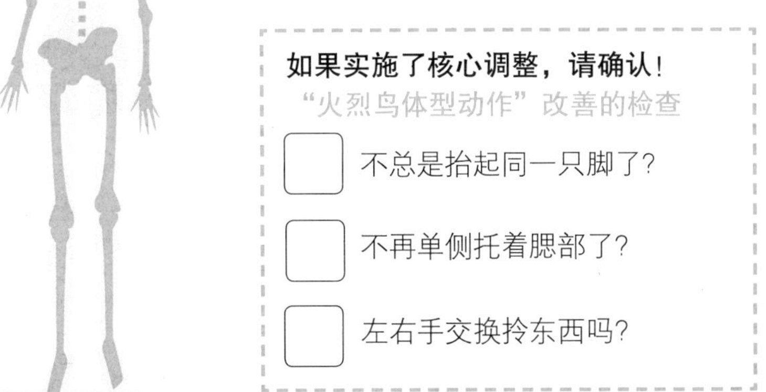

**如果实施了核心调整，请确认！**

“火烈鸟体型动作”改善的检查

- □ 不总是抬起同一只脚了？
- □ 不再单侧托着腮部了？
- □ 左右手交换拎东西吗？

为了体会核心调整的效果

## 核心调整前后

# 自我监控

### 检查1 核心检查

首先要详细地检查自身的核心状态。用镜子自查，或者让人用数码相机拍下来再检查。

**正面检查**

理想的核心

| | 核心调整前 | 核心调整后即刻 | 开始1周后 | 开始1个月后 |
|---|---|---|---|---|
| 头部向哪边倾斜? | | | | |
| 脖子靠近哪一边? | | | | |
| 肩膀的位置一样不一样? | | | | |
| 上臂与腋窝之间的距离有多大? | | | | |
| 手的左右长度是否一致? | | | | |
| 手掌面向的方向? | | | | |

用直柱晃晃核心部位，身心都能得到放松。

但是，在进行核心调整前需要定出自己努力的目标。

从身心内部到外部表现进行检查的话，将有助于在核心调整过程中发现微小的改变，激励自己继续努力。

## 侧面检查

理想的核心

| | 核心调整前 | 核心调整后即刻 | 开始1周后 | 开始1个月后 |
|---|---|---|---|---|
| 身体站的笔直，还是倾斜？ | | | | |
| 耳朵位于肩的前面还是后面？ | | | | |
| 下巴向上还是向下？ | | | | |
| 手臂位于身体的前还是后？ | | | | |
| 耳、肩、膝、踝等的连线是怎样的类型？ | | | | |

## 检查2 身体状况检查

核心调整可以改变身体状况及外在表现，心理状态也能得到改善。在核心调整过程中经常检查自己的状态，哪怕发现自己的一点点改变也是令人兴奋的事情。

| 检查项目 | 核心调整前 | 核心调整后即刻 | 开始1周后 | 开始1个月后 |
|---|---|---|---|---|
| 头痛吗？程度如何？ | | | | |
| 眼睛容易疲劳、发干吗？ | | | | |
| 经常耳鸣吗？ | | | | |
| 肌肤的颜色如何？ | | | | |
| 肌肤是否光亮？有暗斑吗？ | | | | |
| 肩、颈部经常疼吗？ | | | | |
| 背部容易疲劳吗？ | | | | |
| 经常腰痛吗？ | | | | |
| 经常感到手足发凉吗？ | | | | |
| 肚子感觉如何？便秘还是拉肚子？ | | | | |
| 经常会叹气吗？ | | | | |
| 痛经严重吗？ | | | | |
| 月经前感到烦躁吗？ | | | | |
| 感到膝关节疼痛吗？ | | | | |
| 身体感到不舒服吗？ | | | | |
| 感到很压抑吗？ | | | | |
| 能很好地睡觉吗？ | | | | |

## “为了预防运动损伤……”

## 直柱的诞生密语

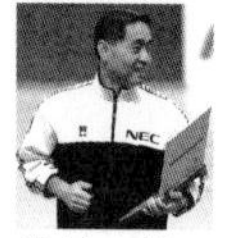


**岩崎由纯**

1959年出生于山口县。日本体育大学毕业。1984年在美国奥林匹克中心当实习生的同时获得NATA认可的运动员体能教练资格。作为体能教练，他参加了洛杉矶奥运会。1986年他成为NEC女子排球部的体能教练。也曾经担任巴塞罗那奥运会日本代表队及少年队的体能教练。日本人体核心调整协会会长。著有《个人简易包扎法》（成美堂出版）等。

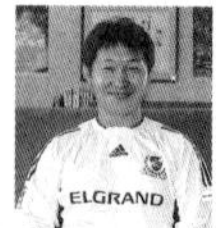


**日暮 清**

1965年出生于神奈川县。日本国际武道大学毕业。美国西密歇根大学硕士。毕业后在同大学运动临床医学部工作。作为体能教练参加了NBA夏季联盟、全美柔道选手锦标赛、美国世界杯足球赛、福冈世界大学生运动会等。1995年担当小田急女子排球队体能教练。1996年出任横滨马林诺斯体能主教练。日本人体核心调整协会副会长。译著有《弗莫罗拉训练法》（医道的日本社）等。

担当“横滨F.马林诺斯”体能主教练的日暮清是在15年前与直柱结下的缘分。当时，正在美国留学的日暮清注意到整形外科的理疗师们在用一种称为“弗莫罗拉”的圆桶状物帮助康复。回到日本后，他将该器具在马林诺斯棒球选手中进行了试用，发现运动员能够较快康复回归赛场，而且球员的手感得到加强。此后，日暮清与时任NEC女子排球部主体能教练的岩崎由纯交换了“圆桶状物不仅可以促进伤后的康复，而且可以起到预防损伤的作用”的想法。作为体能教练，他们的愿望是不仅要让运动员伤后尽早康复，而且要防止运动员受伤。他们目睹了运动员伤后不能上场比赛的痛苦表情、争当主力的焦虑。塑造不受伤的运动员身体是体能教练的重要课题。

日暮清和岩崎由纯原本就是经常互换运动队信息及国际上最新训练方法的好朋友。岩崎由纯本来就知道“弗莫罗拉训练法”，认为与用一般的平衡棒进行训练没有两样。但是，在日暮清独创的训练法中，“弗莫罗拉”放在身下片刻的晃动就能使关节放松，回复到原有位置。岩崎由纯注意到了这一点。让关节片刻放松的方法被称为“运动重塑”，是理疗师们经常用于患者的一种康复方法。用“弗莫罗拉”康复，无需别人的帮助，自己就能达到目的，这是十分让人惊奇的事情。

日暮清和岩崎由纯马上行动，编写出了基本训练菜单，并验证其效果。每天出早操的时候，他们让队员体验所编排的训练菜单，并征求意见。逐渐地，到1999年运动员开始喜欢上这种训练方法，并且要预约才能进行这项练习。当时，“弗莫罗拉”有7种练习方法，主要是针对肩、腰，使整个背部放松而设计的，被称为“基本七法”。次年，日暮清和岩崎由纯举办了多次讲座、研讨会，向大家介绍了这种训练方法。体验过的运动员、教练员、体能教练们都反映这种训练方法能够放松从肩到腰的整个背部。之后，日暮清和岩崎由纯在日本开发“弗莫罗拉”，并改进为“直柱”。

这种训练方法的确能够救助深受伤病痛苦的运动员！通过两人的努力，许多运动员得到帮助，恢复了健康！

# 第3课

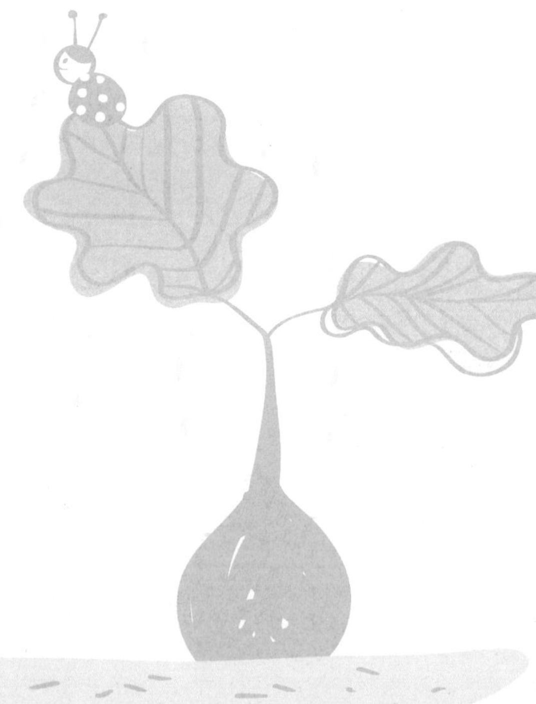

# 核心调整的菜单

## ——基础篇

这部分也是“核心调整”实践篇。首先要掌握基本练习方法。由于动作非常简单，所以在练习时不用担心有什么危险。要点就是放松、心静。基本练习有9种。将这9种练习一次练完可以达到更好的效果。做完练习后，躺在地板上看看有什么感觉！

# 进行核心调整的环境

**用直柱进行核心调整的效果与环境有关。**
**心情舒畅的情况下，身心才能得到彻底的放松。如果环境能够与所要做的事情吻合，效果更能提高。**

## 创造一个核心调整的环境

### 01 调节好光线

人的身体对光线是有反应的。例如，沐浴在晨光之下，头脑就会觉醒，交感神经就会兴奋，身体就有紧张感。但到了夜晚，脑部活动减弱，副交感神经的兴奋性加强，身体感到放松。核心调整也需要一个较暗的环境。白天需要拉上窗帘，夜晚要将灯光调暗些。

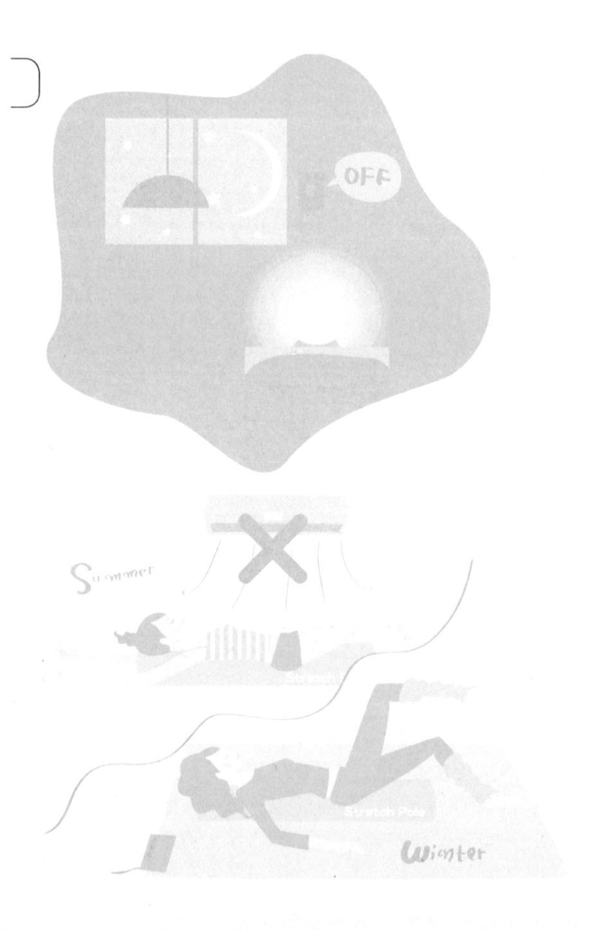


### 02 维持适当的体温，不要太凉了

核心调整是让僵硬的肌肉、关节放松。较冷的环境是不适合让身体放松的。夏天空调温度不能调得太低，冬天应在有暖气的房间中进行。应该将环境设定在能够让身心放松的温度。

## 03 伴随着音乐将心理一起调整

音乐节律的不同，对身心产生的影响也不同。可以跟随音乐的节律在直柱上练习，以达到身心放松的目的。适当的音乐可以激活自主神经系统增加核心调整的效果。

## 04 空气中清香的气味有助于核心调整

为了在核心调整时达到身心放松的状态，呼吸要采取自然的腹式深呼吸方式。此时,如果洒点空气清新剂无疑会提高效果。如薰衣草的味道有助于消除疲劳、平复烦躁的心情；艾菊的味道有助于安定情绪。如果想在工作、学习的时候振奋精神，则用薄荷的味道；缓解压力的时候应用柑橘的味道。

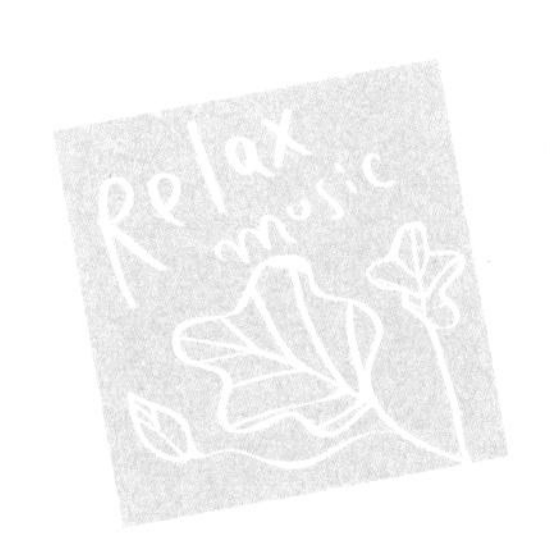


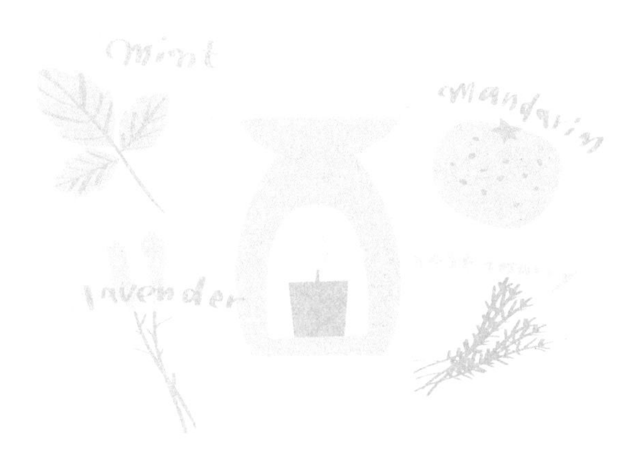


## 核心调整时需注意如下几个方面！

核心调整的时候不要过分勉强自己。
在开始前要确认如下几点：

- 最初做的时候持续时间不要太长；
- 根据身体情况制定方案；
- 进食2小时及洗浴30分钟后再进行；
- 不要在酒后进行；
- 充分地补充水分；
- 腰痛及有其他疾患时要与医师商谈；
- 怀孕的时候需与指导员商谈；
- 在不引起疼痛的限度下进行核心调整；
- 如果在进行核心调整过程中感到疼痛，就要终止练习。

### 开始前的身体检查

在核心调整练习开始前，先躺在地板上做身体检查，确认肩部、背部、臀部、大腿、膝部、踝部与地板之间的距离。核心调整练习结束后再次确认，看看有什么不同。

基础
菜单 0

记住一些基本的要点

# 掌握基本姿势

**直柱练习的基本姿势能够掌握的话，就能顺利地进行核心调整。**
**所有的练习都需要安静、放松地进行。**

## 01 将直柱放在背后

将直柱卧放在身后，其中有一头冲着脚后跟。人与直柱稍有距离站立。

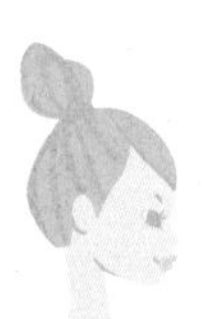

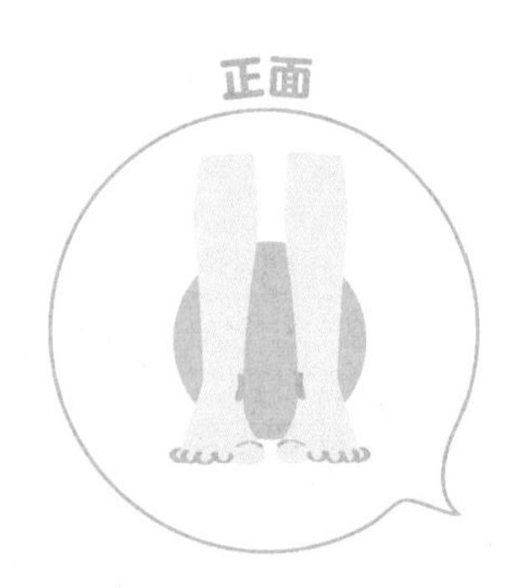


## 02 坐在直柱的一头

确认直柱的位置后，两手背后扶住直柱，在保持平衡的前提下慢慢地坐下。由于直柱的另一头没有固定，所以要注意其不稳的因素。

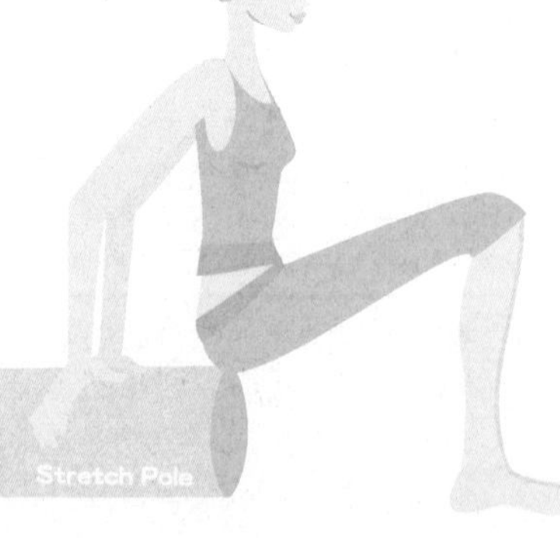

在02姿势的基础上，两手撑地，以腰、背、头部的顺序慢慢躺到直柱上面。当姿势稳定时，手心向上、放松。两膝微微弯曲、分开，使两脚处于不用力状态。脚的位置固定后，上半身就会感到放松。颈部也要放松。慢慢地呼吸。

## 03 躺到直柱上面

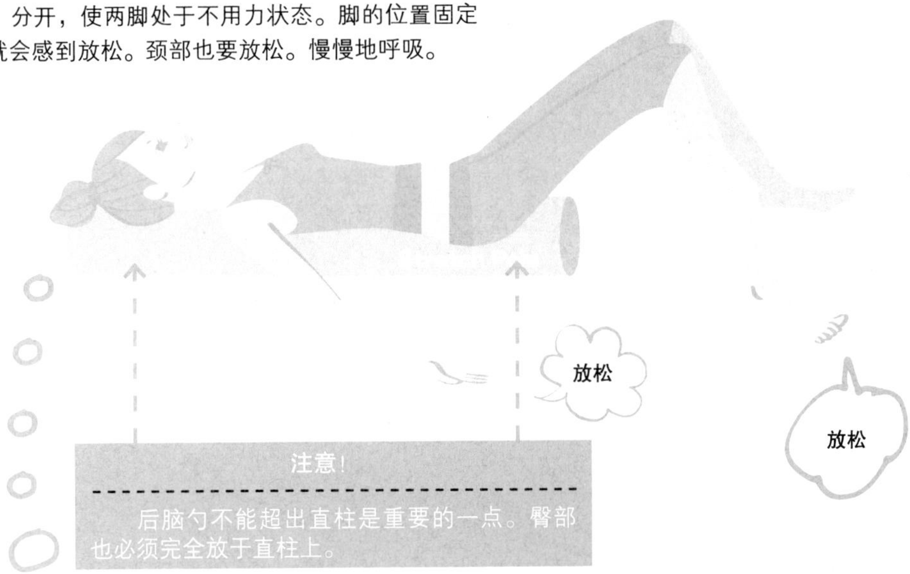

放松

放松

**注意!**

后脑勺不能超出直柱是重要的一点。臀部也必须完全放于直柱上。

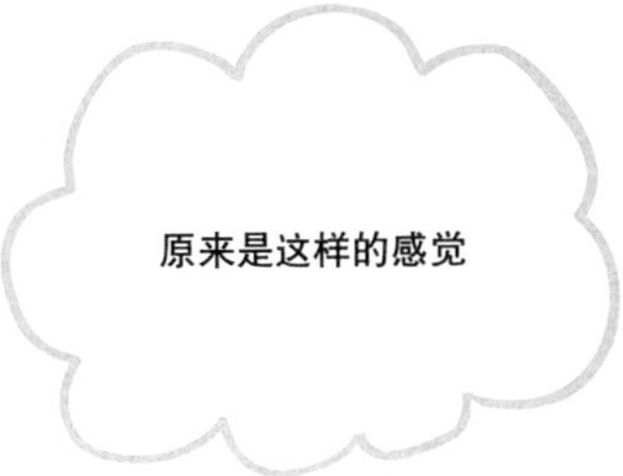

原来是这样的感觉

由于是躺在平衡不好的直柱上进行练习，多少会有些用力，背部就会紧张。因此，要尽可能地放松，将背部与直柱吻合。调节肩部、手使身体与直柱紧密接触，达到放松的目的。

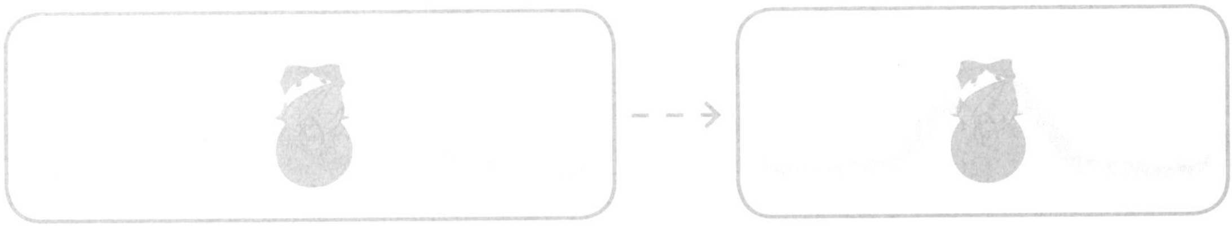

基础菜单 1

让肩、背部充分地放松

# 展胸、慢慢地呼吸

（胸部的运动）

**胸部打开，慢慢地呼吸。**
**上半身不要用力，慢慢地吸入氧气。**

标准
1~2分钟

01 基本姿势

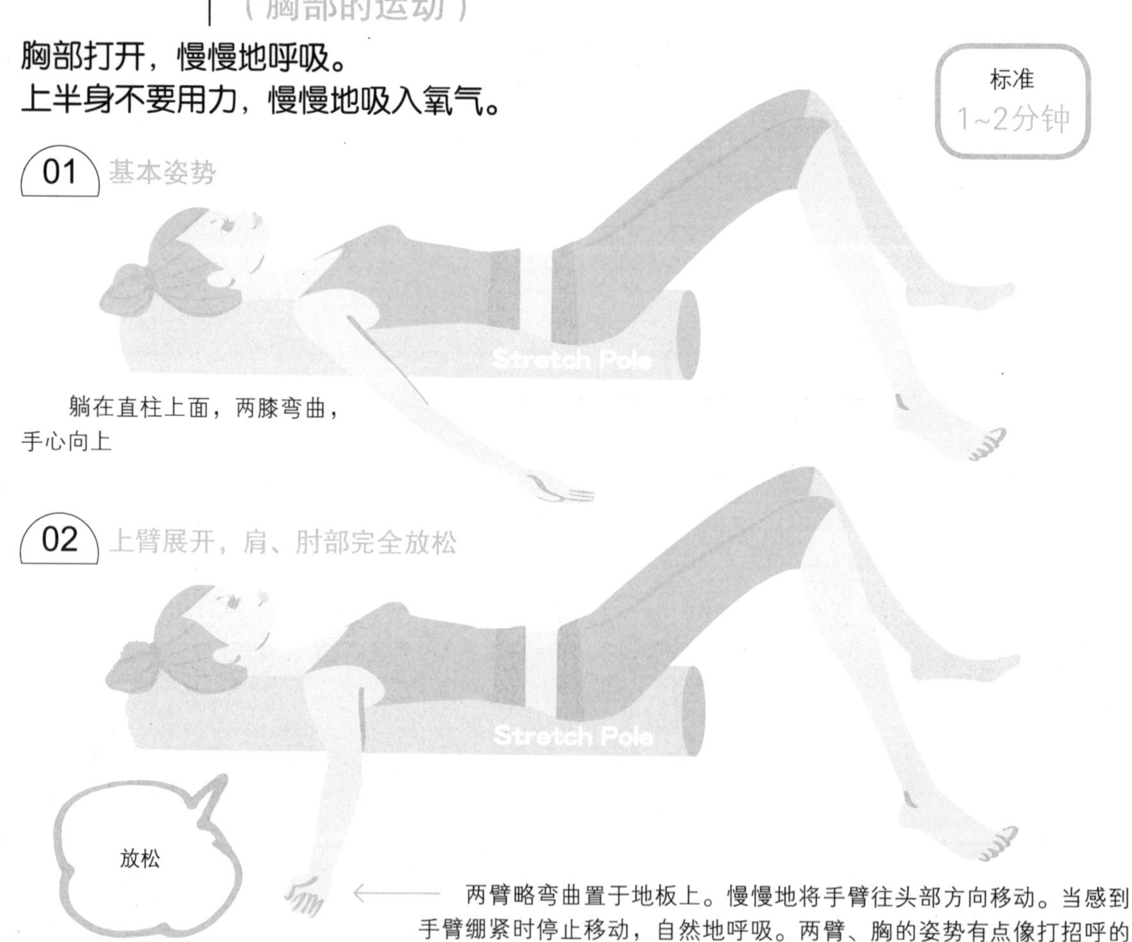


躺在直柱上面，两膝弯曲，手心向上

02 上臂展开，肩、肘部完全放松

两臂略弯曲置于地板上。慢慢地将手臂往头部方向移动。当感到手臂绷紧时停止移动，自然地呼吸。两臂、胸的姿势有点像打招呼的样子，这样的姿势是最能放松的。

## 03 放松地呼吸

保持02状态，慢慢地深呼吸、放松，同时上肢彻底放松。持续30秒到1分钟左右。

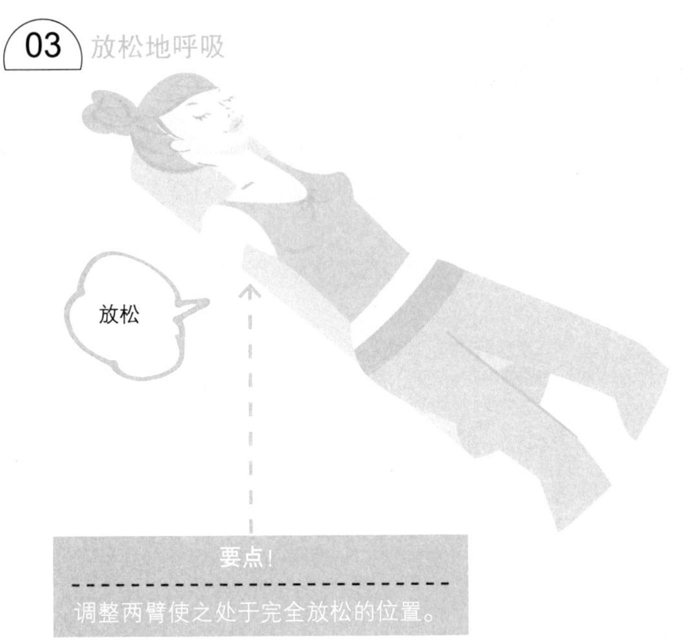


**要点！**

调整两臂使之处于完全放松的位置。

## 04 返回到基本姿势

两臂放松慢慢地回到01的位置和姿势。自然地呼吸。

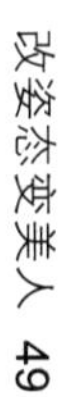

基础菜单 2

将上半身和下半身的连接部位放松

# 展开髋关节、放松

（髋关节的运动）

**长时间在办公室里坐着，髋关节将会变得僵硬。展开髋关节进行运动，肯定会消除疲劳。**

标准
1分钟

01 基本姿势

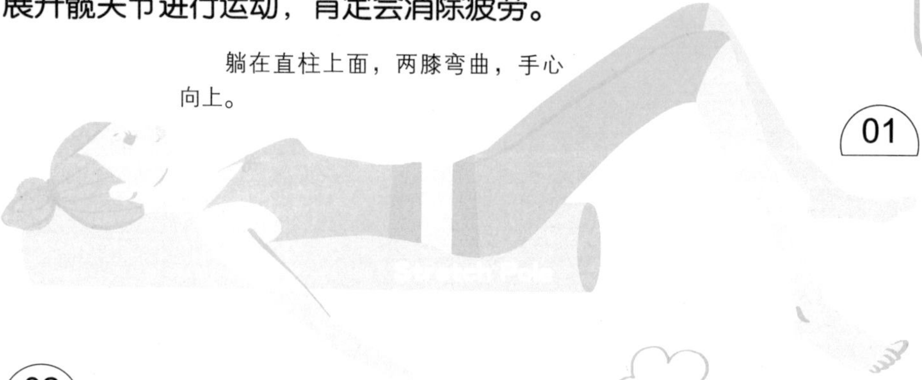

躺在直柱上面，两膝弯曲，手心向上。

02 展开髋关节

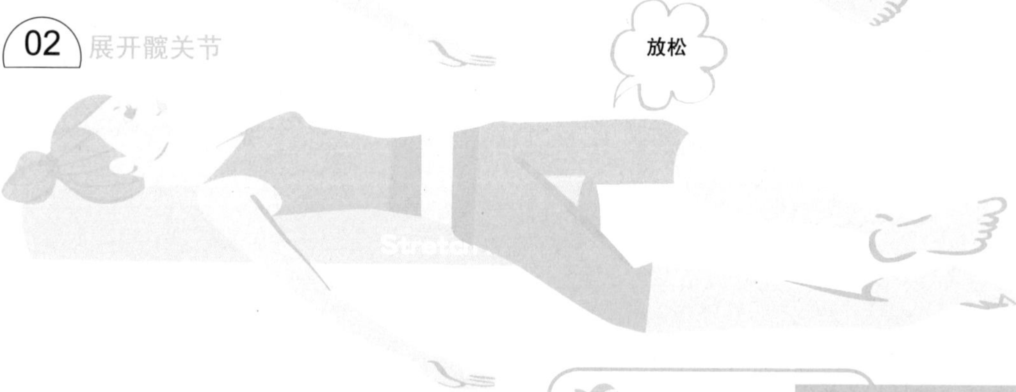

放松

在两臂慢慢外展的同时，两足底也慢慢地相向翻开。这样的姿势会使腰部上抬，慢慢地移动两脚的位置使之能够放松。将脚后跟远离或者靠近直柱来调节脚的位置。

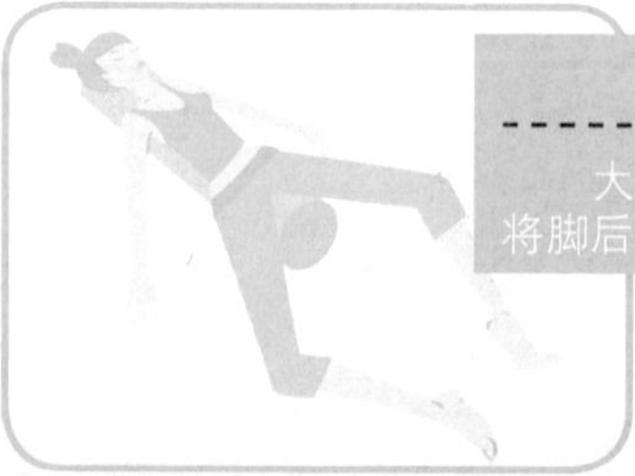

注意！

大腿内侧发紧的话，需要将脚后跟往臀部远侧移动。

## 03 慢慢地呼吸，使身体放松

保持02的状态，全身放松。在这种状态下慢慢地用鼻吸气、用口呼气1~2次。

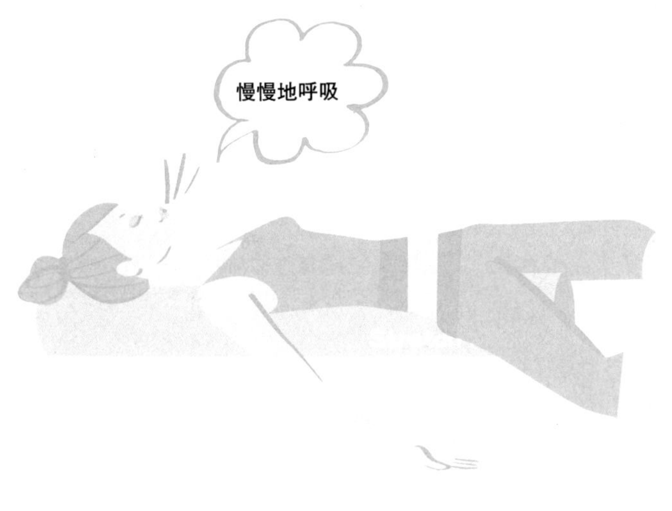


## 04 返回到基本姿势

两膝弯曲，返回基本姿势。随后，慢慢地呼吸1~2次。

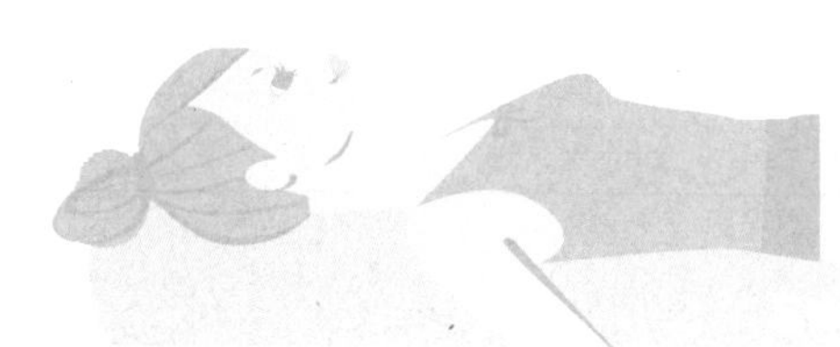

基础菜单 3

放松臀部的肌肉

# 对角部位的肌肉调整

（对角运动）

**这是一种展开对角部位的运动。
让全身不再紧绷、慢慢地得到放松。**

标准
1分钟

01 基本姿势

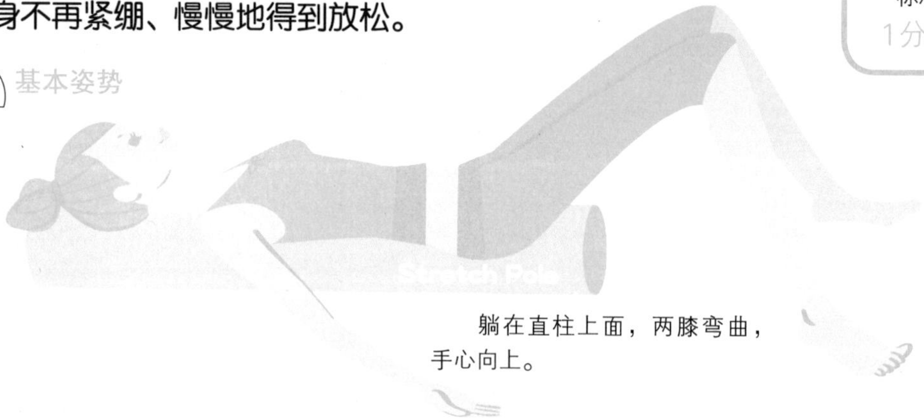

躺在直柱上面，两膝弯曲，手心向上。

02 左臂上举、放松

从左臂肘关节到指尖的部位尽量贴在地板上慢慢向头部方向移动，肩部稍微靠近头部，寻找最能放松的位置。自然地呼吸。应注意不要拼命地将左臂靠近头部位置。

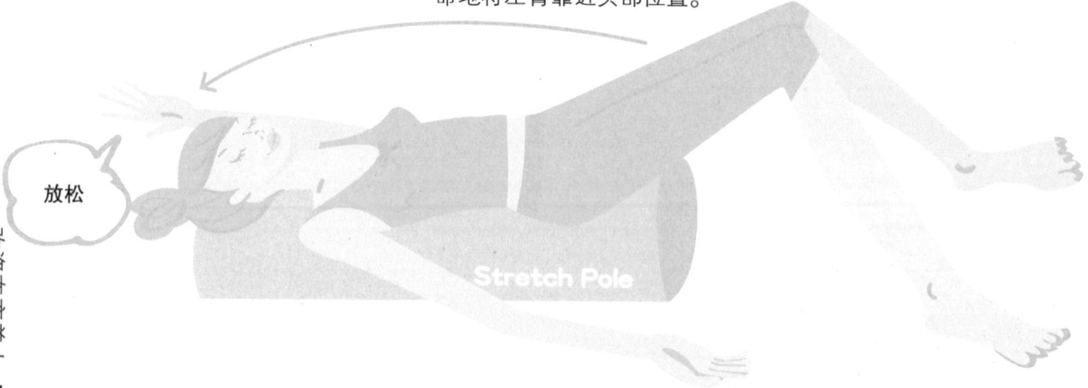

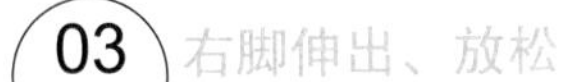

## 03 右脚伸出、放松

右腿伸直，伸直程度以髋关节能够放松为宜。位置确定以后，右脚放松、外翻。以这种姿势做2次深呼吸。

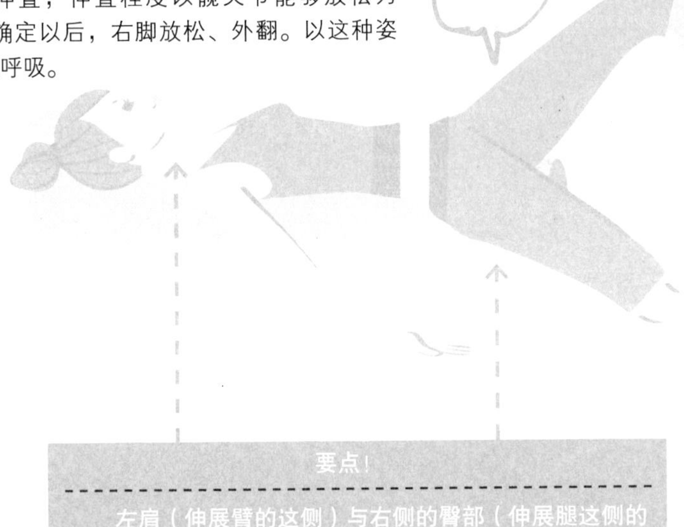


**要点！**

左肩（伸展臂的这侧）与右侧的臀部（伸展腿这侧的臀部）放松，有从直柱上要掉下来的感觉。

## 04 对侧也做同样的运动

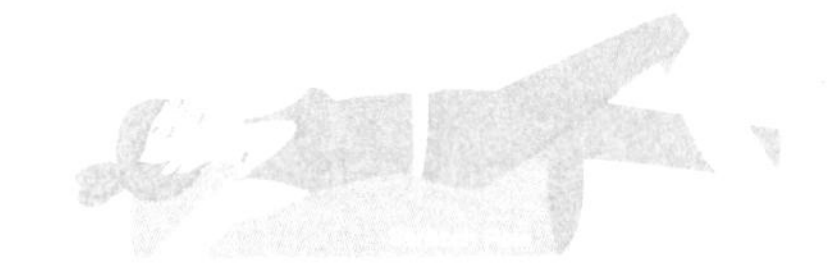

在自然呼吸的同时，伸展的左臂慢慢地回复到基本姿势位置，右腿也回到基本位置。然后，对侧做同样的运动。

## 05 返回到基本姿势

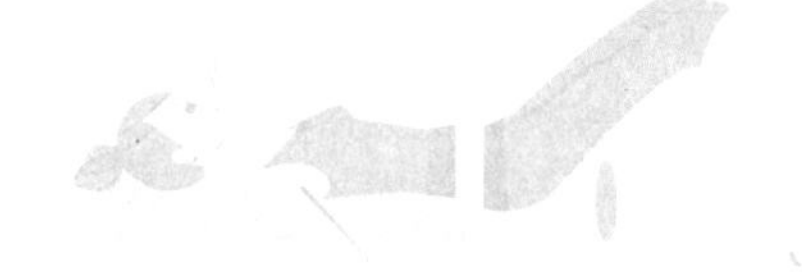


两膝弯曲，回到基本姿势。随后，慢慢地呼吸1~2次。

基础菜单 4

旋转运动使肩部得到松弛

# 肩部的柔韧性练习

（打磨地板运动）

**让酸痛发硬的肩关节慢慢松缓。**
**动作幅度不要太大，感觉到很放松。**

标准
各5次

## 01 基本姿势

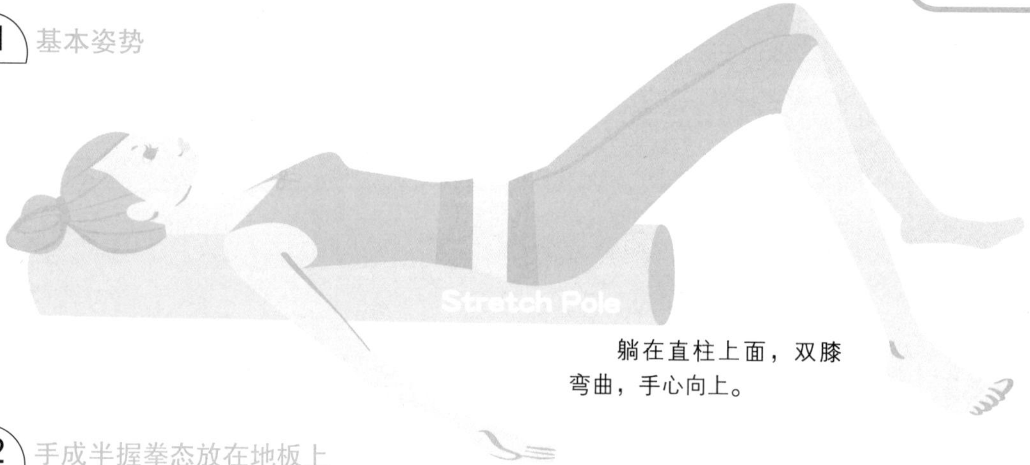

躺在直柱上面，双膝弯曲，手心向上。

Stretch Pole

## 02 手成半握拳态放在地板上

手心向地板，并呈半握拳态，好像握着一个高尔夫球一样。

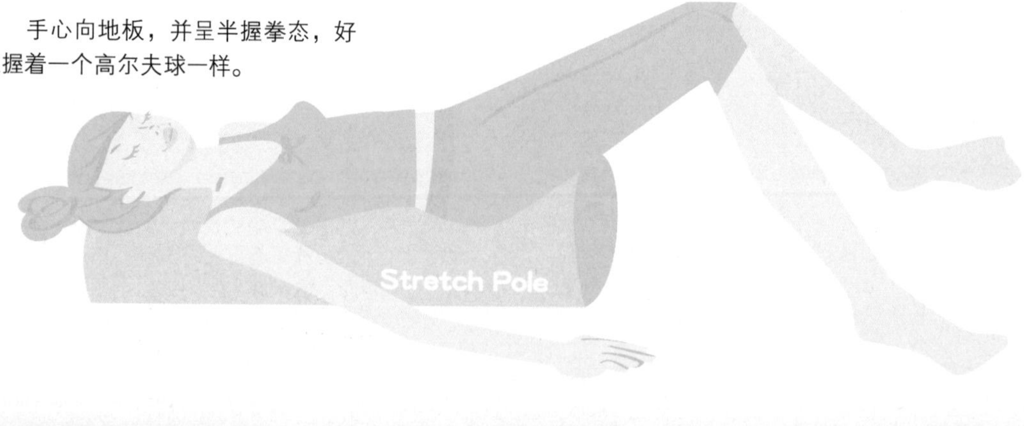

Stretch Pole

## 03 双手画圈运动

双手好像在滚动高尔夫球一样在地板上画圈。手要放松，手臂与肩胛骨连在一起运动。转5圈后，再往反方向回转同样圈数。自然地呼吸，肩部不要用力。

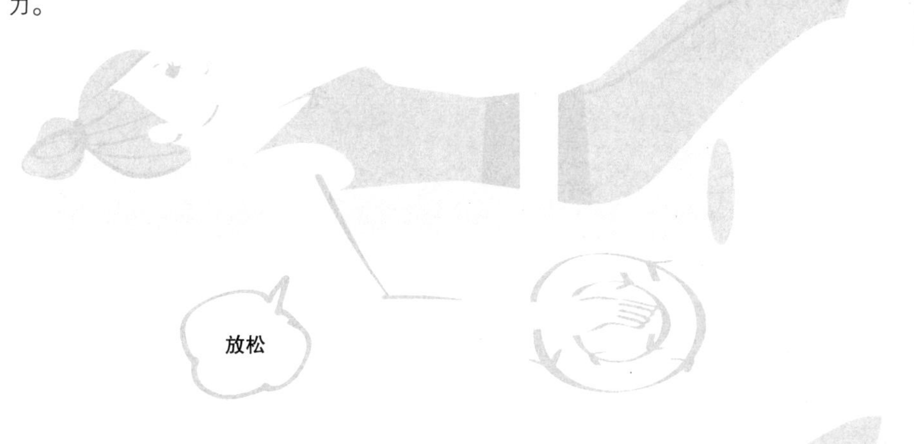


## 04 返回到基本姿势

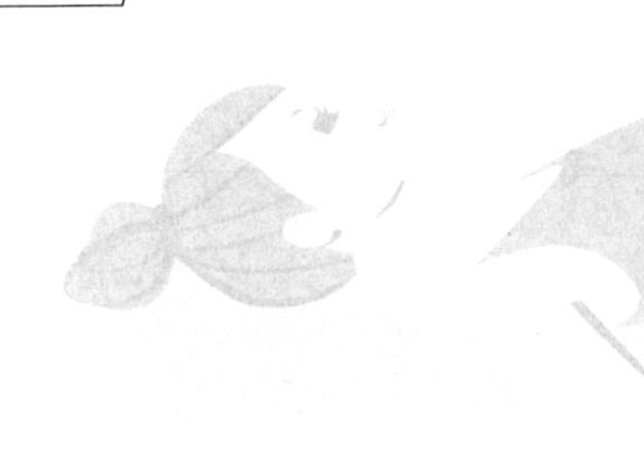

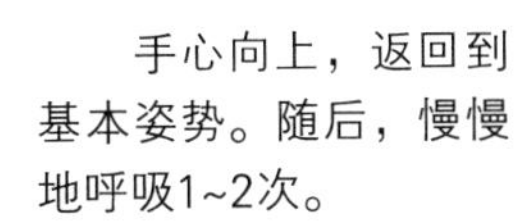

手心向上，返回到基本姿势。随后，慢慢地呼吸1~2次。

基础
菜单 5

慢慢地进行从肩到肩胛骨的上下运动

# 展开肩部 调整心情

（肩胛骨运动）

这是基本练习中唯一的双手离开地板的运动。
在不破坏平衡的情况下，双手离开地板，慢慢地运动。

标准
1分钟

01 基本姿势

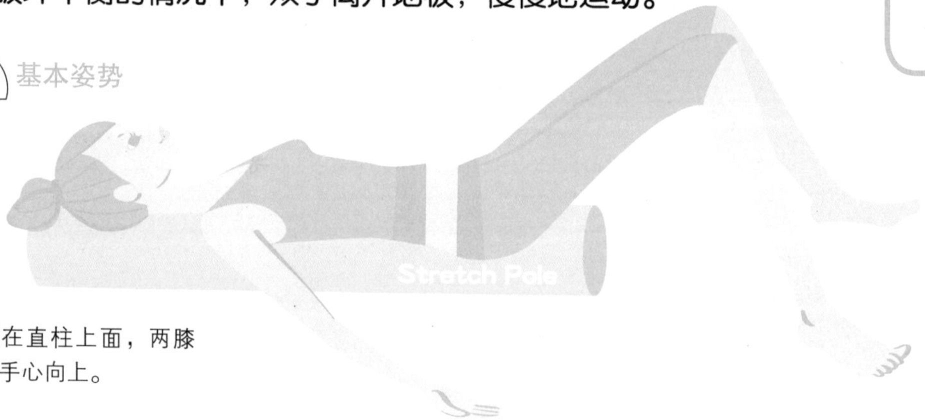

Stretch Pole

躺在直柱上面，两膝弯曲，手心向上。

放松

02 两臂上举、放松

两臂伸向屋顶，然后放松，使双手向腿的方向倒下。

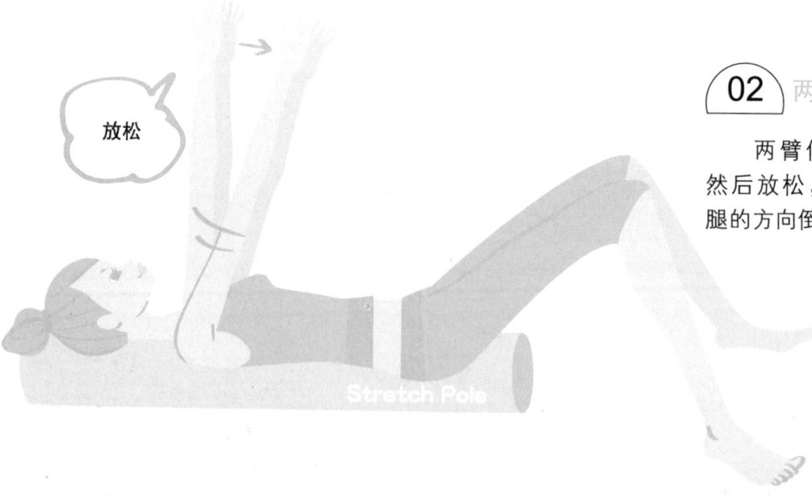

Stretch Pole

## 03 肩部上下运动

两臂向上伸，同时吐气。这时，脊柱还贴在直柱上，肩胛骨离开了直柱。其后，在吸气的同时两臂保持同样姿势，但两肩慢慢地放下。上下1个回合为一次，共3次。

要点！

两臂上举的时候，有意识地展开肩胛骨，放下的时候，回复到原有状态。

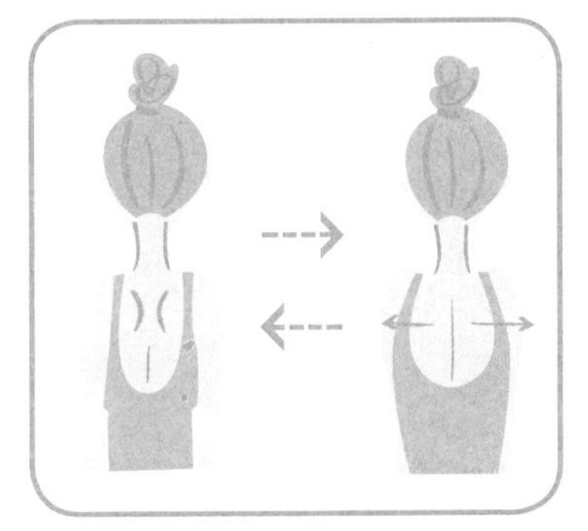

## 04 返回到基本姿势

手心向上，两臂往下落，两膝保持弯曲，返回到基本姿势。随后，慢慢地呼吸1~2次。

# 基础菜单 6

两臂展开、放松

## 臂与肩的柔韧性练习

（手臂的外展运动）

**肩部放松、展胸式的运动。**
**不要过分地运动，不应有肩部疼痛的感觉，慢慢地呼吸。**

标准
1分钟

### 01 基本姿势



躺在直柱上面，两膝弯曲，手心向上。

### 02 两臂并拢向直柱靠近



两臂贴在地板上，并拢两臂使其向直柱靠近。自然地呼吸。

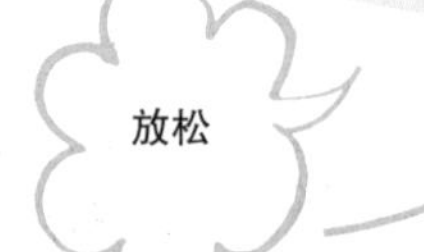

## 03 张开两臂向头部方向移动

由02的姿势开始，两臂贴放在地板上，慢慢张开两臂。自然地呼吸。当感到肩胛骨、肩部发紧时停止移动。然后，两臂慢慢地返回原先的位置。02至03的动作重复2~3次。

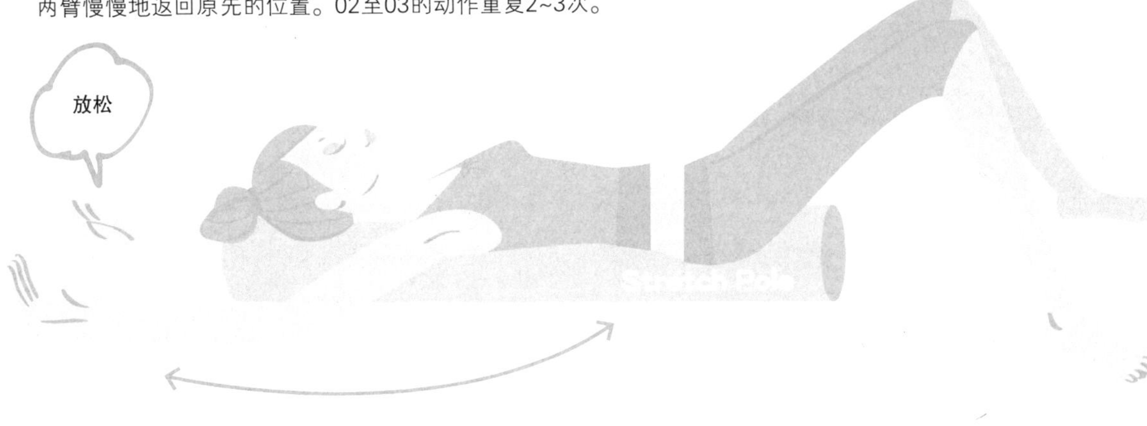


## 04 返回到基本姿势

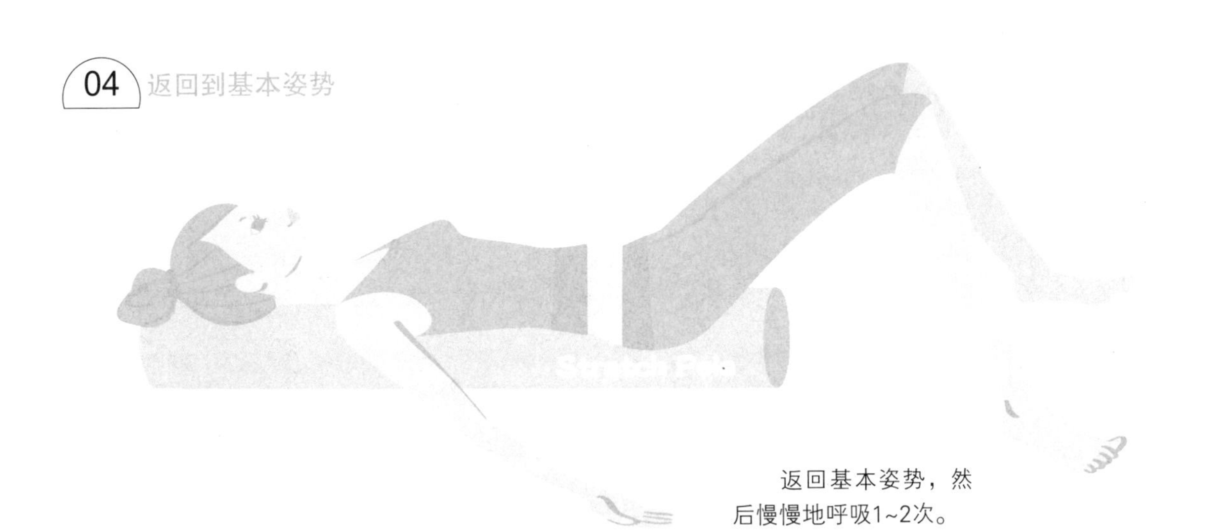

返回基本姿势，然后慢慢地呼吸1~2次。

基础
菜单 7

运动脚趾使髋关节得到放松

# 髋关节的根部放松

（脚部的雨刷样运动）

**双脚像雨刷一样运动，**
**在腿部活动的同时，也能让髋关节得到放松的简单运动！**

标准
1分钟

## 01 基本姿势

躺在直柱上面，两膝弯曲，手心向上。在此状态下进行1~2次呼吸。

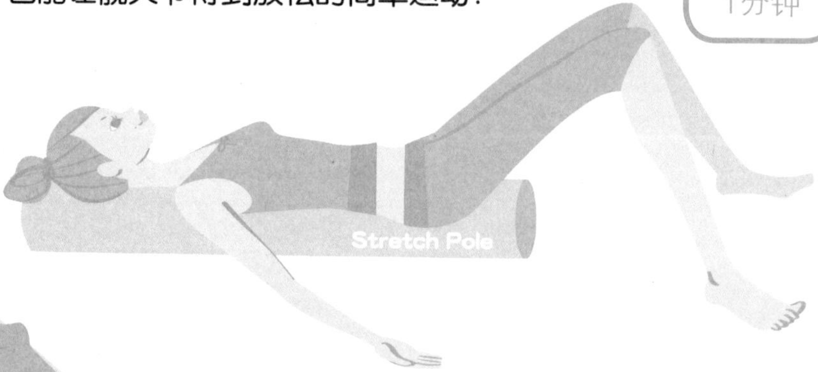

Stretch Pole

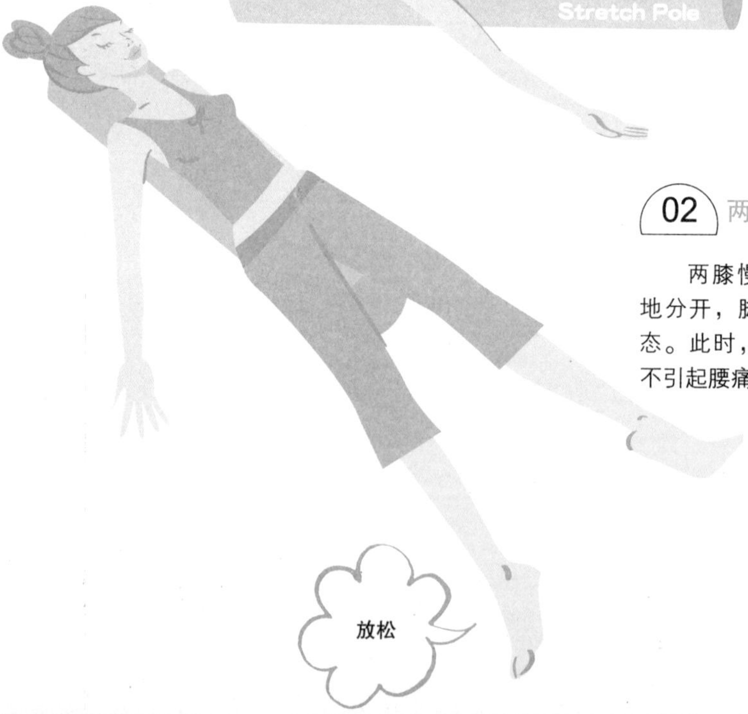

## 02 两膝伸直

两膝慢慢地伸直。两腿自然地分开，脚尖外翻，处于放松状态。此时，要注意适度打开，以不引起腰痛为宜。

放松

## 03 用两只脚的大拇指画弧

以脚后跟为支点，两脚的大拇指向内外画弧。注意不要用力。运动5个来回，自然地呼吸。

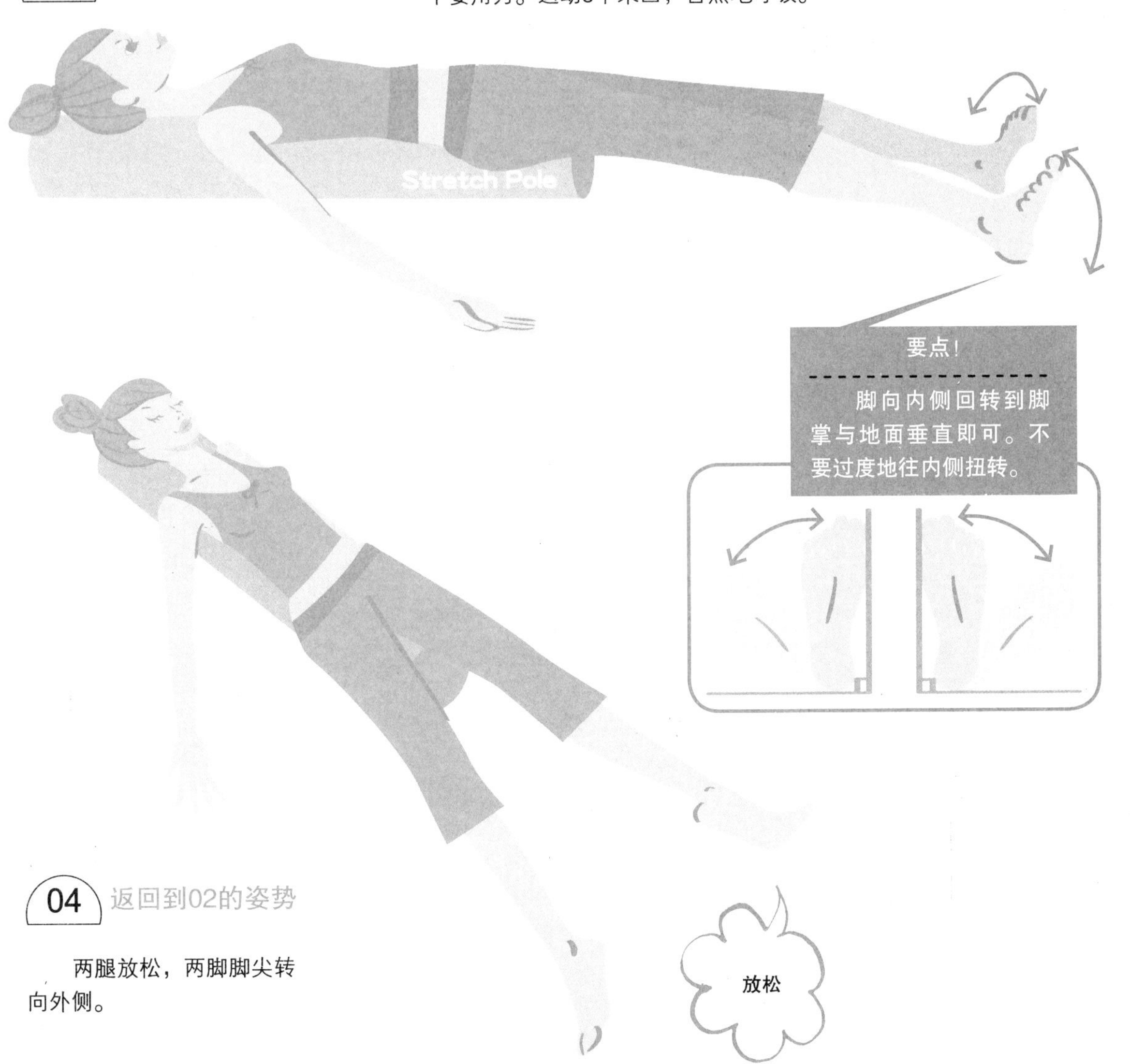


## 04 返回到02的姿势

两腿放松，两脚脚尖转向外侧。

# 基础菜单 8

## 使大腿到小腿后侧的肌肉放松

# 髋关节的柔韧性练习

（膝关节的晃动运动）

这是使髋关节内部放松的运动。
需注意的是，由于这项运动仅有腰部肌肉的参与，身体处于不平衡状态。
总是坐着工作的人，腰部肌肉经常紧张，僵硬的可能性比较大，需要放松。

标准
1分钟

**01** 两腿伸直，脚趾外翻

与“脚部的雨刷样运动”的姿势相同，两脚脚尖外翻。

**02** 膝关节弯曲

膝关节外翻，轻轻地晃动。

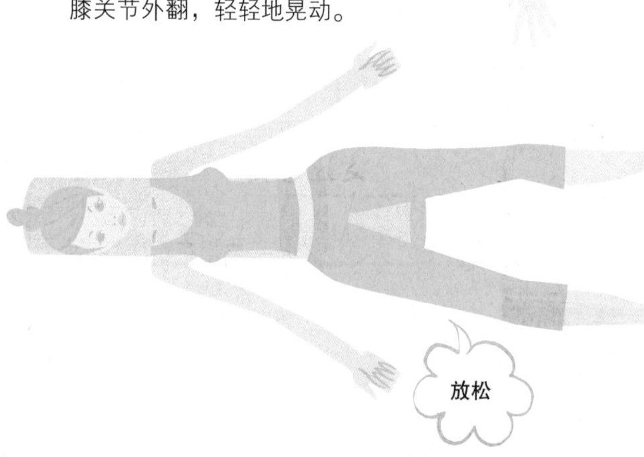

## 03 膝关节屈伸运动

两膝慢慢地做屈伸运动5个回合。屈伸运动的幅度以脚趾的移动不超过5厘米为宜。自然地呼吸。

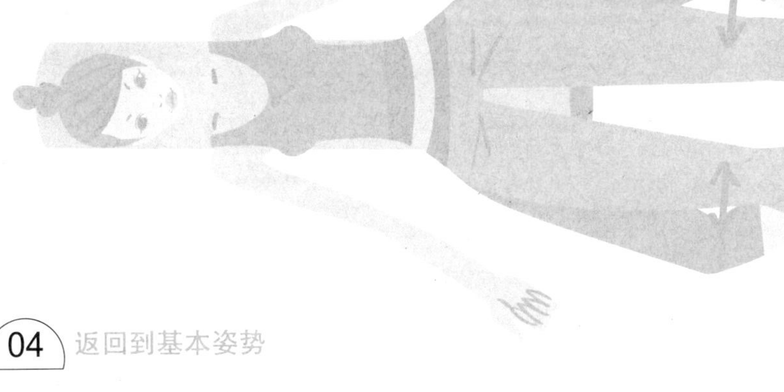

## 04 返回到基本姿势

两膝弯曲，返回基本姿势。然后慢慢地呼吸1~2次。

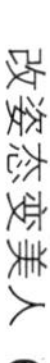

# 基础菜单 9

轻轻晃动全身，达到放松目的

## 放松全身的肌肉

（幅度很小的摇晃运动）

标准
1分钟

**最后一个基础菜单是让脊柱上下晃动以达到全身放松的目的。
好好感受将脊柱周围小肌肉群放松的乐趣！
完成后再自我检查一下，就可以看到效果了。**

### 01 基本姿势

躺在直柱上面，两膝弯曲，手心向上。

### 02 身体左右摆动

躺在直柱上面，左右摆动躯干。让肩胛骨所接触的直柱滚动。运动10~15秒。全身放松地进行该运动。自然地呼吸。头部移动也是允许的。

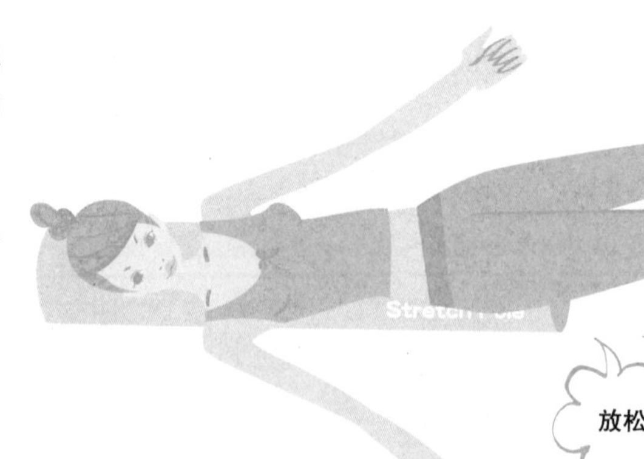

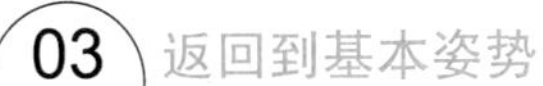


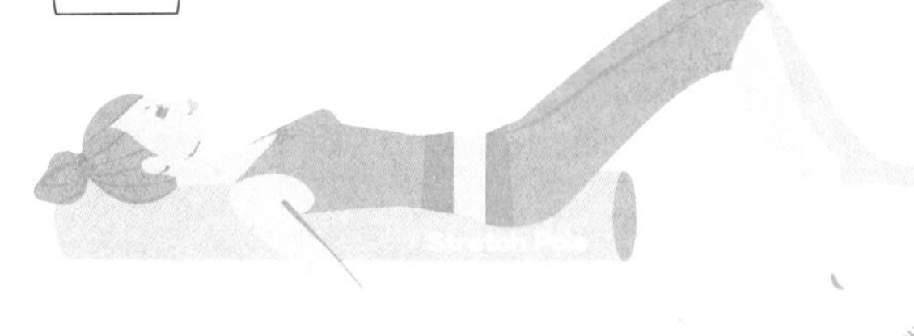

弯曲膝关节，返回基本姿势后，慢慢地呼吸1~2次。

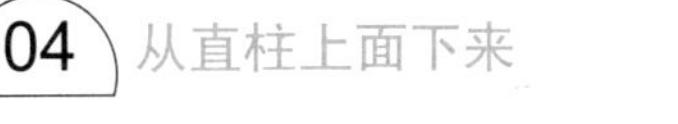


两手撑着地面，先臀部着地。其后，以肩、头的顺序慢慢地从直柱上面下来。站起来的时候，先两腿跪地，用手撑起身体、站立。

**检查!**

从直柱上下来时，可以躺在地板上，看看背部与地面之间是否有距离。也可以按照“自我监控”所示的方法进行效果检查。

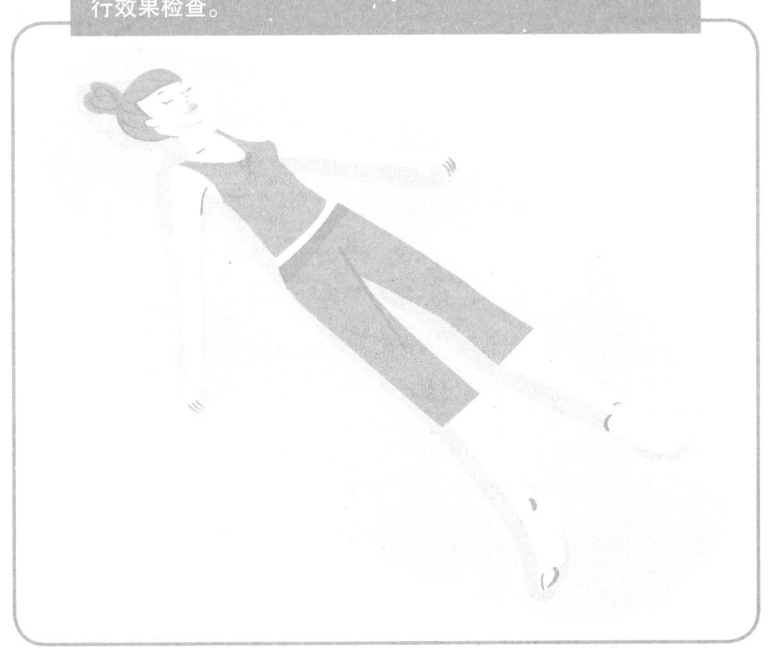

## 护理师及体能教练也很赞赏的直柱有何功效?

核心调整所用的直柱实际是美国理疗师们用于康复的用具的改良品。利用直柱通过简单地运动就能使身体的肌肉和关节得以舒缓，因此许多专家将核心调整练习作为康复手段用于有严重病痛、动作僵硬，以及无法承受大强度运动的人身上，其效果得到公认。

据长崎县大村市贞松医院康复科的杉野主任介绍，他们科就常备有7根直柱。

杉野说："驼背、腰肩痛、膝关节痛等是造成身体不适的各种原因。直柱确实对驼背的矫正很有效果！"

贞松医院的患者三村莎爱子（58岁）被腰痛困扰了20多年，她还有变形性膝关节炎。自从她在康复过程中加入直柱练习后，腰痛、膝关节痛都基本消失，并能轻松走路了。

杉野说："驼背的情况下，腰、膝都要弯曲以保持身体平衡，增加了腰、膝部位的负担。其结果就是腰、膝痛。"

贞松医院在纠正驼背的过程中首先考虑的就是直柱练习。驼背改善后，造成身体不适的根本原因得到了根除。

此外，在宫崎县作为高中女子越野马拉松队和男子排球队体能教练的渡边至美，在执教的三年中没有一个队员因慢性损伤而退出团队。这两个队的运动水平很高，运动强度也很大，在渡边至美执教前，每年都有约10%的队员因受伤而退出团队。

渡边至美认为"在准备活动和整理活动中加入直柱练习确实是非常有益的事情"。

在运动训练中使用直柱可以增加对自身状况的敏感性，在损伤发生前体察到身体的变化，这对降低受伤风险是很有帮助的。

长野县机能改善教室、跌倒预防教室的负责人田口仁表示，不管是老年人，还是年轻女性都能感受到直柱练习所带来的效果。

冈本京子（28岁）是田口仁所属的“在宅支援中心”的职员。据其介绍，她用直柱练习了一次就感到长期的肩痛减轻不少。此后，她就购买了直柱每天进行练习，1个月后肩、手部位的不适感消失了，且本来在两膝之间可以放进3个手指的“O”形腿也得到改善，其间隙只有1个手指的距离了。

此外，还有酒井久美子（23岁），她的背部非常疼痛，以至于不能躺着睡觉。后来，酒井久美子利用直柱进行放松练习，同时注意呼吸的调整，而且主要是以基础菜单的练习为主。当她从直柱上面下来躺到地板上时就发现自己能仰面躺了，背部不痛了，晚上也能够很好地睡觉了。

直柱受到许多护理师及体能教练的赞赏，也得到了专家们的高度评价。

# 第4课

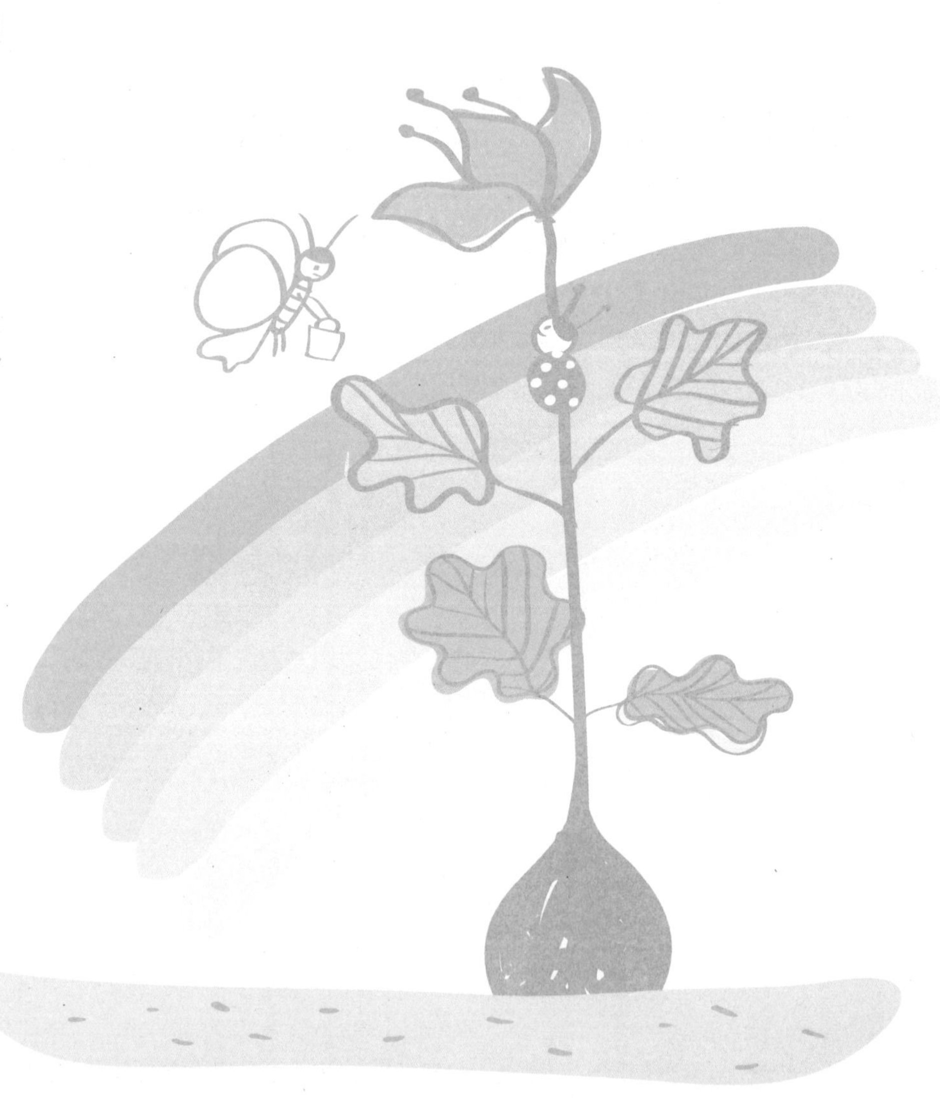

# 核心调整的菜单

## ——针对身体部位及日常生活的练习篇

熟练掌握基础菜单的练习后，可以考虑增加一些针对身体部位及日常生活的练习。做这些练习时不仅要用长直柱，而且还要用到长度变短的短直柱、半圆形的半直柱、软圆球等。应根据不同的训练目的，挑选相应的器械进行练习。

# 特殊菜单 针对身体部位的练习篇

颈、肩、腰等关节部位很容易受到身体弯曲的影响。
基础菜单的练习使身体得到放松，全身平衡得到整理。下面就要对顽固的部位进行重塑，向僵硬、弯曲说“再见”！

## 颈部回转

颈及颈部周围的僵硬、疼痛在许多从事电脑工作的年轻女性身上可以见到。
颈部僵硬及弯曲是造成头痛的罪魁祸首，应该尽早进行矫正。
头部前倾的不当姿势也可以得到纠正

### 菜单01 即使微小的运动也能达到出色的效果 点头摇头练习

<点头摇头运动>

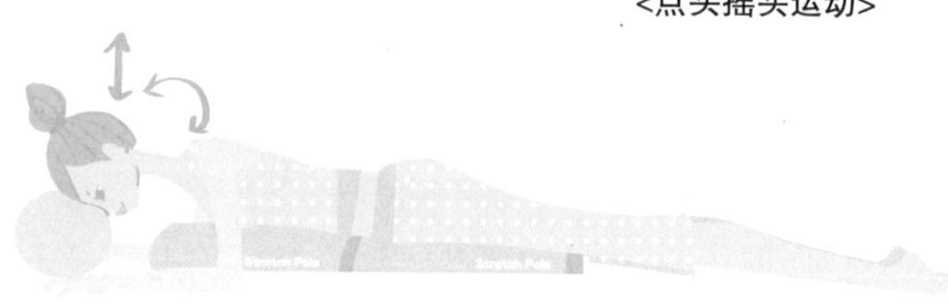

**01**

将两个半直柱头尾相连纵向摆放，曲面朝上。俯卧在半直柱上面，让髋关节到锁骨之间的身体部位贴在半直柱上。两腿自然伸直。将软圆球放在额下，双手置于该软圆球两侧，以不引起肩部紧张为宜。在自然呼吸的同时，做点头动作，然后做摇头动作。

**要点！**

软圆球是用柔软的材料制成的。可以用充气的塑料袋或者枕头替代。但要注意的是其高度，不要让头抬得太高或低得太低了。

**02**

仰卧在半直柱上面，让髋关节到锁骨之间的身体部位贴在半直柱上。两腿自然伸直。将软圆球像枕头一样置于头下，慢慢地呼吸。做点头动作，然后做摇头动作。

**要点！**

用软圆球进行俯卧或仰卧练习均可以。但两种练习都做的话，效果更好。

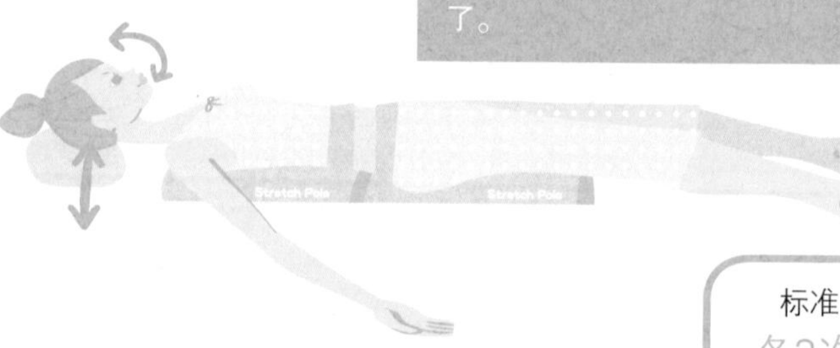

标准 各3次

菜单 02

对颈部的效果真是不可思议

## 慢悠悠的颈部摆动练习

<头部左右运动>

仰卧在直柱上面，保持基本姿势。头、颈部放松。头后部枕在直柱上，仅仅颈部做左右运动。

Stretch Pole

标准
5次

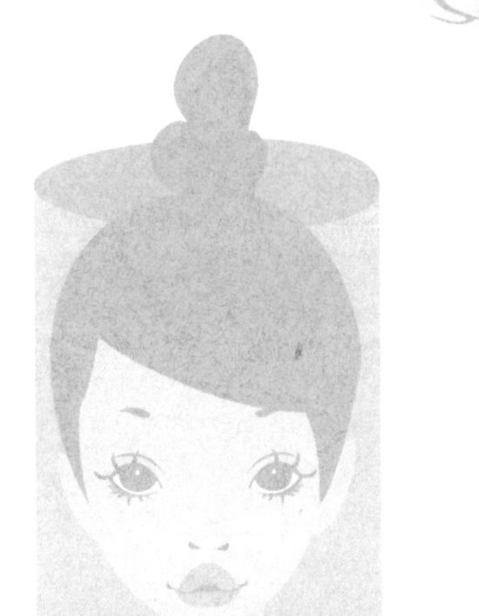

菜单 03

视力也能得到提高？！

## 眼球滚动练习

<上、下、左、右看>

仰卧在直柱上面，保持基本姿势。慢慢地呼吸2~3次，完全放松。在不变动脸部位置的情况下，有意地向头顶方向看3秒钟，然后向下看3秒钟。再以先左后右的顺序做同样的眼球运动。

标准
1组

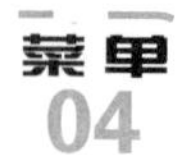


颈部真的感到很舒服！

## 面部侧向倾斜运动

<垂下头，滚动手>

仰卧在直柱上面，保持基本姿势。准备好短直柱，左手手心向下放好。与左肘关节到指尖之间的直线相垂直放置短直柱。左肘关节略微弯曲。头部向右侧垂下，慢慢地呼吸、放松，用左手心轻轻地前后滚动短直柱。共5个来回。然后再以同样方式练习对侧。

标准

5次

**增加难度！**

掌握了基本动作后，可以加入翻手的运动。在手外翻的时候带动短直柱往头的方向滚动，在手内翻的时候带动短直柱往下滚动。

## 肩部回转

发僵、酸痛等肩部的不适感，
原因虽然多种多样，但核心调整可以改善这种状态。
每天练习可以消除肩部的沉重感！

### 菜单 01

轻松地运动使肩部得到放松

### 手臂滚动练习（横向）

<侧卧，手臂滚动直柱>

半直柱的曲面向上，像枕头一样放置。身体向右侧躺下。左腿略往前放，以免压在右腿上面。右臂也要往前放，以免身体压到右臂上。将直柱在与身体平行方向放置，略微与身体有点距离。左手放在直柱上面，手心向下。左臂略微弯曲，轻轻地拨动直柱。

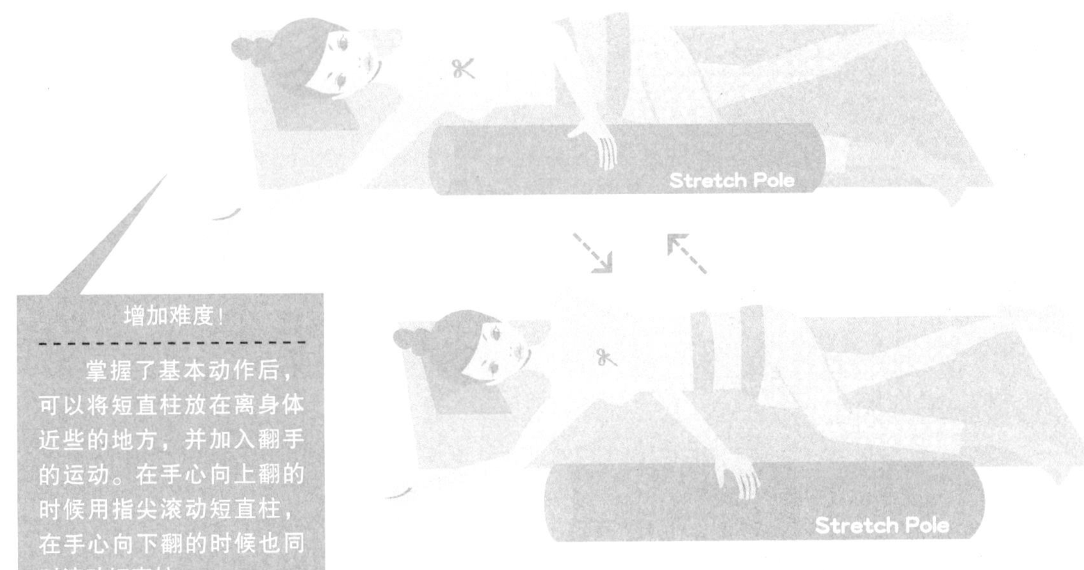


**增加难度！**

掌握了基本动作后，可以将短直柱放在离身体近些的地方，并加入翻手的运动。在手心向上翻的时候用指尖滚动短直柱，在手心向下翻的时候也同时滚动短直柱。

很放松地、慢慢滚动直柱至手臂伸直。此时不要过分追求手臂伸出的程度，适可而止。伴随着自然地呼吸，伸开左臂，然后再慢慢地缩回。

标准
5次

## 菜单02 慢慢地将肩部放松

# 手臂滚动练习（仰卧）

<仰卧，手臂滚动直柱>

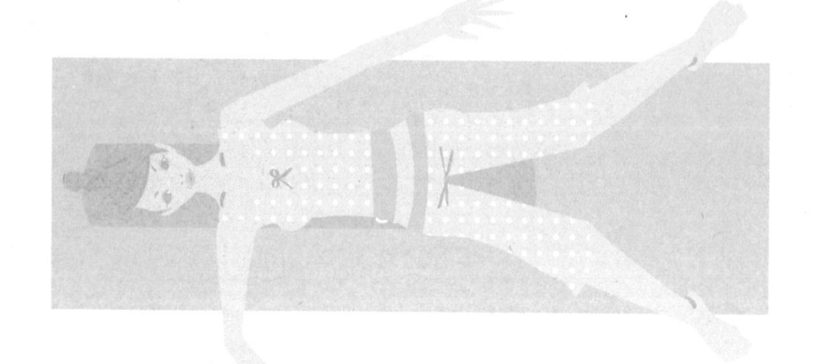


标准
5次

**01** 仰卧在直柱上面，将右臂伸出与肩部齐平、放松。如果感到肩部疼痛的话，手臂伸出的幅度可以适当减小。右手掌心向下放在事先准备好的短直柱上，而短直柱则放在与身体平行的位置，手掌正好够着的地方。右臂稍稍弯曲。

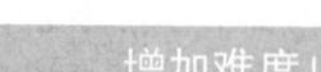

增加难度！

掌握了基本动作后，可以将短直柱放在离身体稍远些的地方，并加入翻手的运动。在手心向上翻的时候用指尖滚动短直柱，在手心向下翻的时候也同时滚动短直柱。

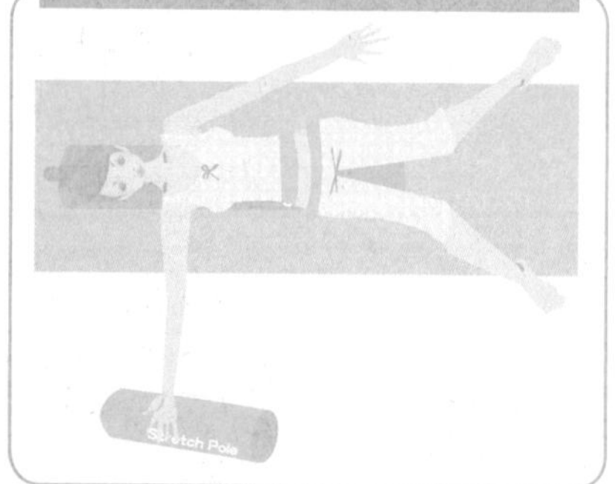


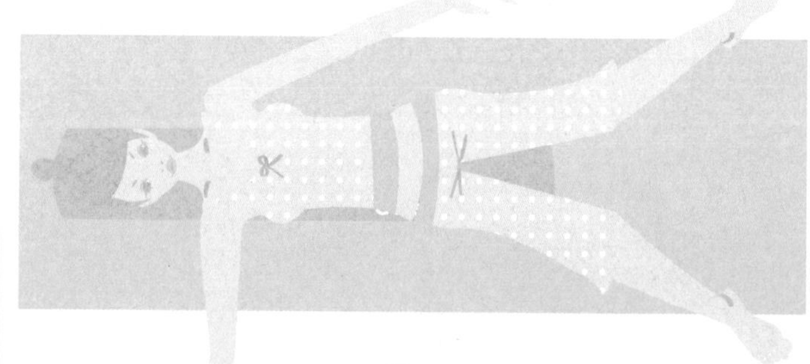


**02** 慢慢地呼吸、放松。在右肘关节稍稍弯曲的同时，用手心推动短直柱前后滚动。来回5次，然后在对侧再做同样运动。

## 菜单03 肩部放松有利于肩的活动
## 手臂的菱形练习

<触摸直柱>

标准
5次

01 仰卧在直柱上面，取基本姿势。在自然呼吸的状态下，两臂手心向下置于地板上，然后两臂向身体靠拢至双手的大拇指与食指触摸到大腿根部的直柱。

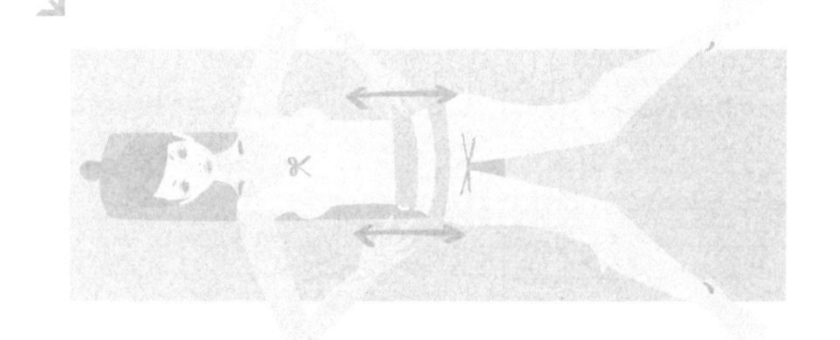

02 双手的大拇指和食指触摸到大腿根部的直柱后，沿着直柱弯曲手臂，让手向腋窝方向移动。慢慢地、自然地呼吸。此时一定要注意肩部放松。当感到疼痛时即停止手的移动，然后慢慢将手沿着直柱往腿部方向移动，两臂伸直。做这样的练习5次。

## 菜单04 放松肘关节和肩关节
## 手臂滚动练习（坐位）

<坐在桌子前面进行滚动练习>

标准
5次

增加难度！

掌握了基本动作后，可以将短直柱放在离身体更近些的地方，并加进翻手的运动。在手心向上翻的时候用指尖滚动短直柱靠近身体，在手心向下翻的时候滚动短直柱远离身体。

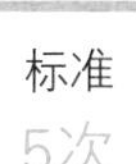

坐在椅子上，挺胸直腰。将短直柱放在桌子上。手心向下扶住短直柱，通过肘关节稍稍地弯曲、伸展来滚动短直柱。自然地呼吸，慢慢地进行上述练习5次。

# 腰部回转

**腰部承担着上半身的体重。**
**驼背、塌腰等不良体姿都是因为腰部负担过度所致。**
**一定要在腰部发生疾患前进行调整，以免身体不平衡的发生。**

菜单 01

不稳定的姿势也会引起全身力量的丢失

## 平衡·雨刷样练习

<在直柱上面做雨刷样练习>

标准 5次

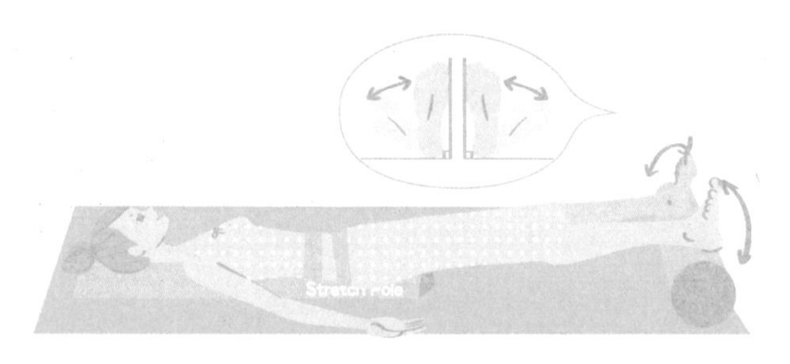


将两个半直柱曲面朝上纵向摆放，躺在上面取基本姿势。将脚置于与身体垂直放置的直柱上面，两脚分开约同肩宽。每只脚都要伸直，脚后跟放在直柱上，两脚之间约同腰宽，完全放松。这时两脚的脚尖先向外侧，保持自然的呼吸。然后以脚后跟为支点，使两脚的大拇指做向内和向外的画弧运动。这样的整个过程重复5次，注意应在放松状态下进行。

菜单 02

将膝关节的运动直接传递给髋关节

## 平衡·仰泳样练习

<在直柱上面做膝关节晃动练习>

标准 5次

与平衡·雨刷样练习的姿势一样，两脚置于直柱上面。两脚分开约同腰宽，需要放松，脚尖向外。双膝朝外、然后双膝轻轻地弯曲，再伸直，如此慢慢地重复地进行5次。这时呼吸要自然，脚尖的摆动幅度不超过5厘米。

菜单
03

取放松姿势扭扭腰

## 腰部扭转练习

<侧卧膝部运动>

标准
5次

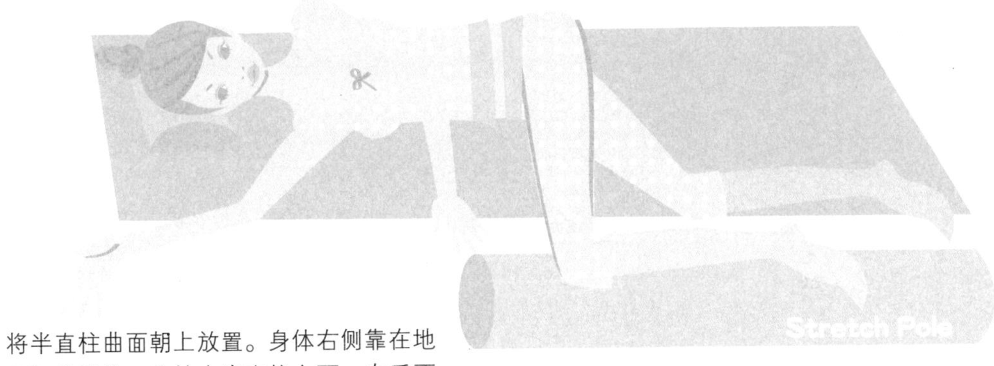


**01** 将半直柱曲面朝上放置。身体右侧靠在地板上面取横卧位，头枕在半直柱上面。右手不要压在身体下面，可以略微向前伸出。左手取最放松的位置放置。将直柱放在离身体稍远些的地方，与身体平行。屈左膝，将左小腿置于直柱上面。

**02** 在放松的状态下，慢慢地扭动腰部，以腰部的扭动带动左腿，使直柱滚动。这时要保持自然地呼吸，同时不要过度扭动腰部，注意适可而止。然后再返回到起始位置，这样共需进行5次。

菜单 04

练习难度适当增加更能提升效果！

## 平衡·雨刷样练习（提高篇）

<将脚放在椅子上做雨刷样练习>

标准 5次

**01** 仰卧在直柱上面，取基本姿势。将椅子夹在两腿之间，靠近身体这侧的两个椅腿放在两膝之间。

**02** 将两个小腿置于椅子上面。两脚分开与腰同宽，脚尖放松地外翻。

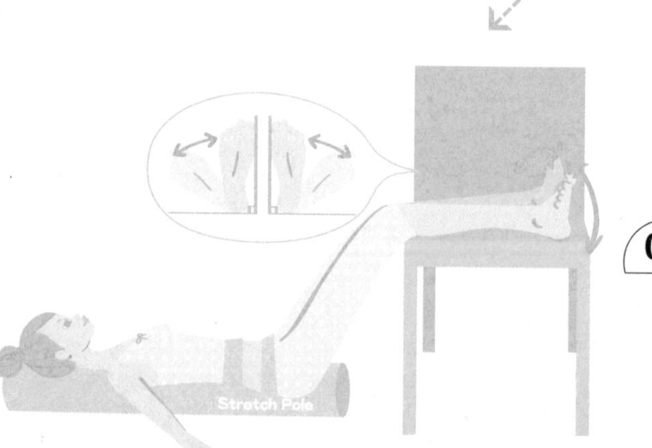

**03** 保持自然呼吸。以脚后跟为支点，使两脚的大拇指向内、外做画弧的运动。一定要注意放松。共做5次。

菜单 05

利用椅子更进一步地与直柱紧密结合！

# 平衡·仰泳样练习（提高篇）

<将脚放在椅子上面晃动>

标准 5次

01 取与平衡·雨刷样练习（提高篇）同样的基本姿势。将两小腿置于椅子上面。两脚分开与腰同宽，脚尖外翻。注意放松。

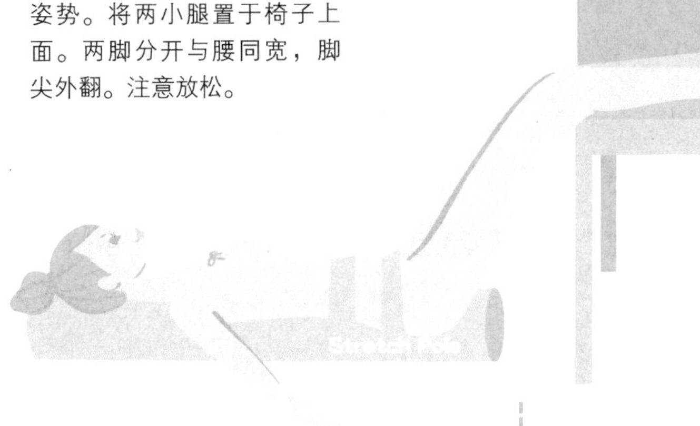

02 两膝轻轻地外撇、并拢。自然地呼吸。共做5次。

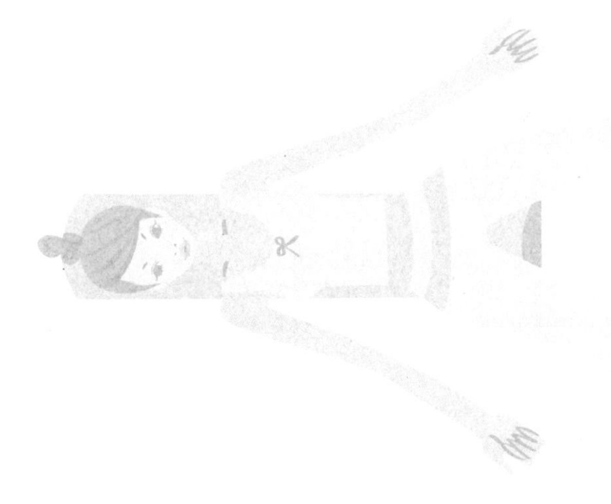

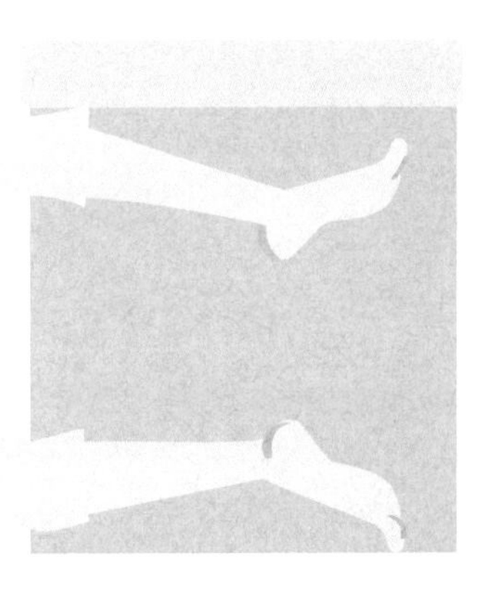

特殊菜单

# 针对日常生活的练习篇

将核心调整融入生活之中，
可以预防核心不平衡的发生，生活更加舒适。
下面介绍的是针对日常生活所设计的一些练习！

## 提神练习菜单

早上起床后，睡眼惺忪是无法愉快地过好这一天的。
早上睁开眼睛时，做一下伸腰练习，提提神，有助于迎接美好的一天！

### 菜单01

让刚刚睡醒的身体提提神吧！

### “噼啦噼啦”运动

<手臂内外旋>

标准
5次

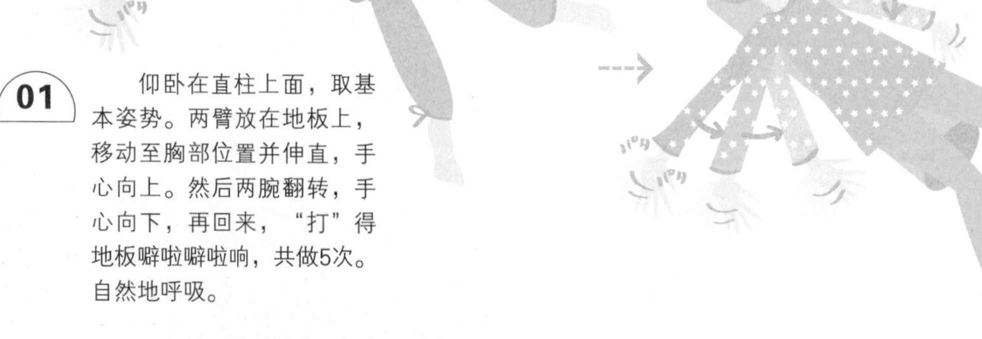

**01** 仰卧在直柱上面，取基本姿势。两臂放在地板上，移动至胸部位置并伸直，手心向上。然后两腕翻转，手心向下，再回来，“打”得地板噼啦噼啦响，共做5次。自然地呼吸。

**02** 仰卧在直柱上面，取基本姿势。两臂放在地板上，移动至与肩平齐，肘关节略微弯曲，与01同样双手做“噼啦噼啦”运动5次。然后依次将手臂放于胸、腹、腰等位置做同样运动。自然地呼吸。

## 菜单 02 让起床后的腰挺直吧！ 手的“啪嗒啪嗒”运动

标准
5次

<手心交互运动>

**01** 仰卧在直柱上面，取基本姿势。两臂放在地板上，移动至胸部位置，肘关节略微弯曲，手心向上。左手腕先翻转，手心向下。然后，在左手向回转的同时，右手翻转，手心向下。共做5次。

**02** 掌握01的动作后，在向上回转手心的同时头部转向回转手这一侧。对侧手做同样运动时，头转向对侧。习惯这样的运动后，在一侧手心向上时，肩部可以向该侧略微倾斜。对侧手心向上时，肩部向对侧倾斜。

## 办公室练习菜单

办公室的工作容易引起肩痛和腰痛。
在工作中适当地进行核心调整练习，
有助于防止腰、肩痛，塑造“气质美人”！

菜单 01　坐在这里就有效果？

### 背能挺直又不疲劳的坐姿

<将半直柱放在背后>

标准
根据自己的爱好定！

将半直柱置于背和椅背之间，曲面朝向背部。以这种姿势坐着，不仅背可以挺直，而且不易疲劳。

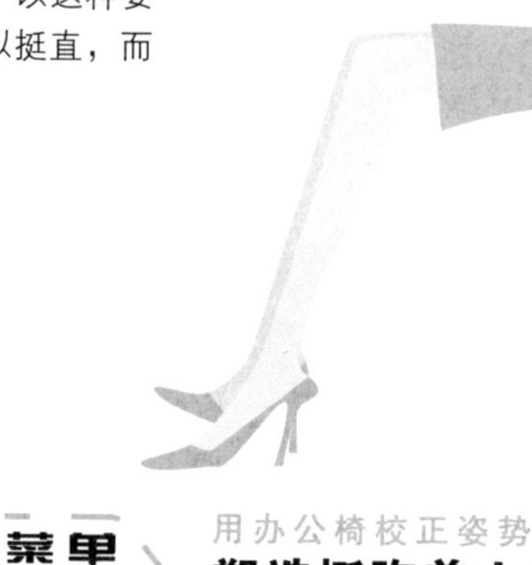


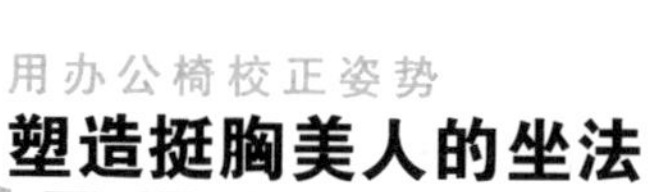

菜单 02　用办公椅校正姿势

### 塑造挺胸美人的坐法

<将半直柱的曲面朝上>

标准
根据自己的爱好定！

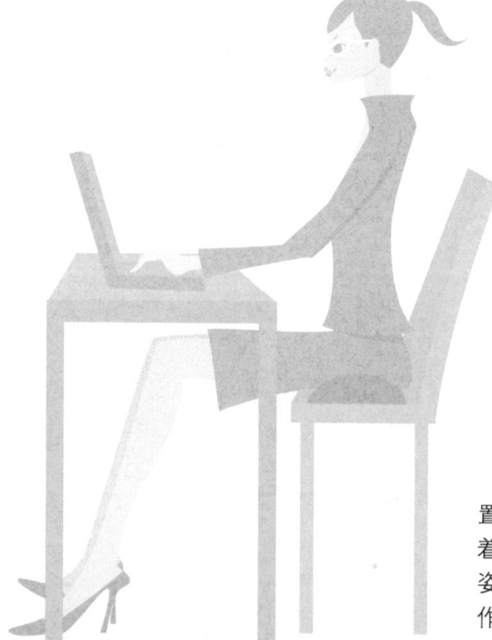

将半直柱的曲面朝上，与桌子平行置于椅子上面。用半直柱的厚度调节坐着的高度。臀部坐在半直柱上面。这种姿势自然地使胸挺了起来。可以根据工作的节奏前后移动坐的位置。

菜单 03

桌子下的运动消解腿的浮肿

## 脚踝运动（纵向）

标准
10组

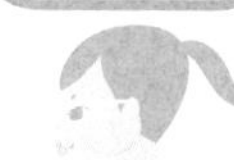

<踏缝纫机样运动>

**01**

与身体横切面平行将半直柱放于脚下，曲面向下。坐到椅子上后，双脚各踩在一个半直柱的中间。

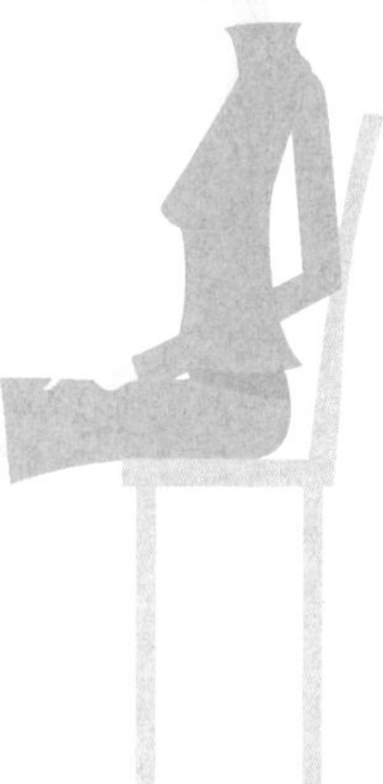

**02**

一只脚的脚尖稍微用力，另一只脚的脚后跟稍微用力，伸屈脚踝关节，做类似踏缝纫机动作。

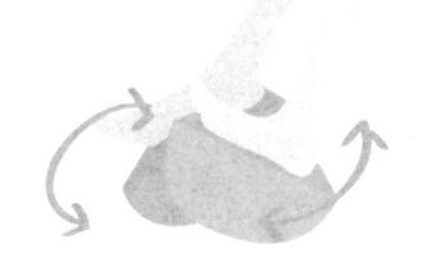

菜单 04

谁都能够预防腰痛的发生！

## 脚踝运动（横向）

标准
10组

<滑雪样运动>

**01**

与身体横切面垂直将半直柱放于脚下，曲面向下。坐到椅子上后，双脚各踩在一个半直柱的中间，并向左右摆动。

**02**

双脚分别踩在半圆柱上，同时向右歪倒，然后再向左侧歪倒，共进行10组这样的动作。

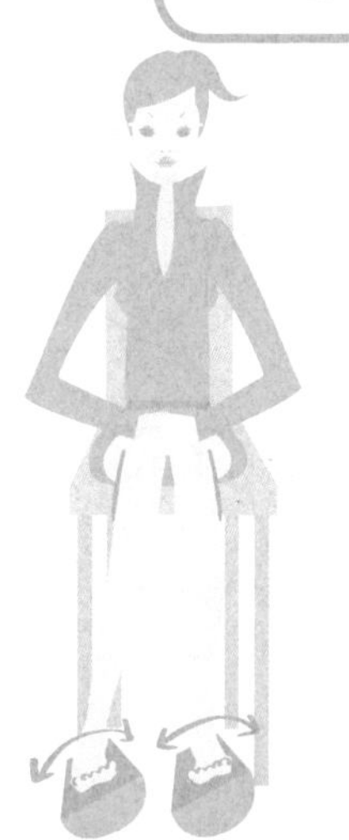

# 看电视时的练习菜单

**上了一天班回家后都想轻松轻松。**
**其实，在看电视的时候也可试着做些核心调整练习。**
**伴随着看电视节目的笑声进行核心调整，一定要每天坚持哟！**

## 菜单 01　前后晃动提高平衡能力！ 悠然自得的骑马练习

<在椅子上前后晃动>

标准 1~2分钟

将半直柱曲面朝下置于椅子上，与椅背平行。坐在半直柱上轻轻地前后活动腰部。慢慢地呼吸，持续1~2分钟。

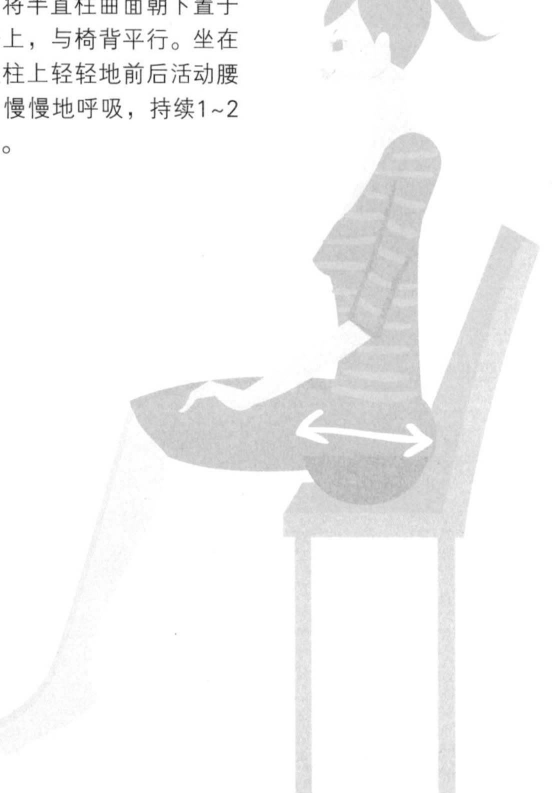

增加难度！

习惯了01的动作后，在脚下横向放置一个半直柱，曲面朝下。在臀部前后晃动的同时，脚踝也做同方向的屈伸运动。

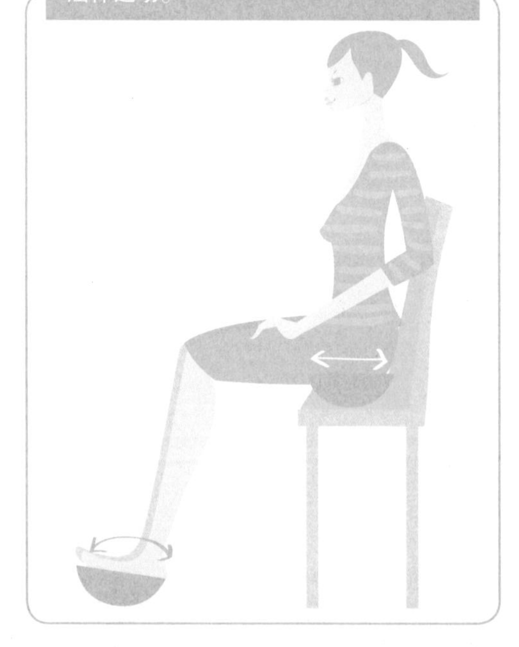

菜单 02

左右晃动改善腰部状况

## 悠然自得的金鱼样练习

<椅子上的左右晃动>

标准
1~2分钟

将半直柱曲面朝下置于椅子上，与椅背垂直。坐在半直柱上轻轻地左右摇动腰部。慢慢地呼吸，持续1~2分钟。

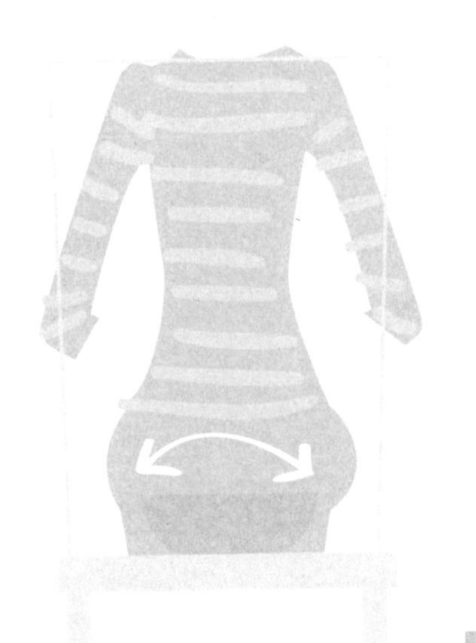

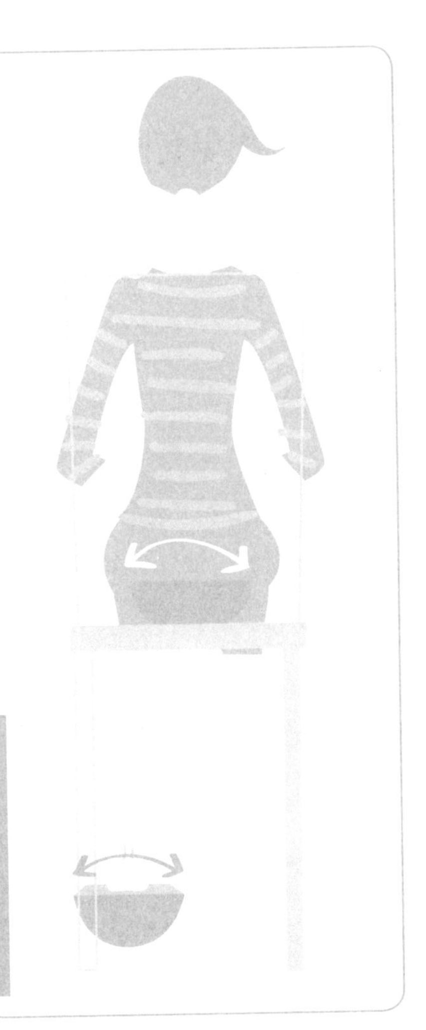

增加难度！

习惯了01的动作后，在左脚下纵向放置一个半直柱，曲面朝下。在臀部左右晃动的同时，脚踝也做同方向的翻转运动。然后右脚也做同样的运动。

# 睡觉时的练习菜单

**良好的睡眠是身体健康的良药。**
**睡觉前进行核心调整练习有助于形成良好的睡眠，**
**第二天就能精神百倍。**

菜单 消除一天积累的疲劳

## 睡觉前的晃动整理练习

标准
根据自己的爱好定！

<睡觉前的放松>

选择自己喜爱的、慢节奏的、能让自己放松的音乐，播放时声音要小。打开间接照明，使屋内光线变暗。仰卧在直柱上面，取基本姿势。在慢慢呼吸的同时，先有意识地放松两臂，然后再放松肩、颈、背、腰、腿等，直至全身得到放松。轻轻地晃动直柱使身体处于完全的放松状态。最后慢慢从直柱上起来，躺到床上睡觉。

# 第5课

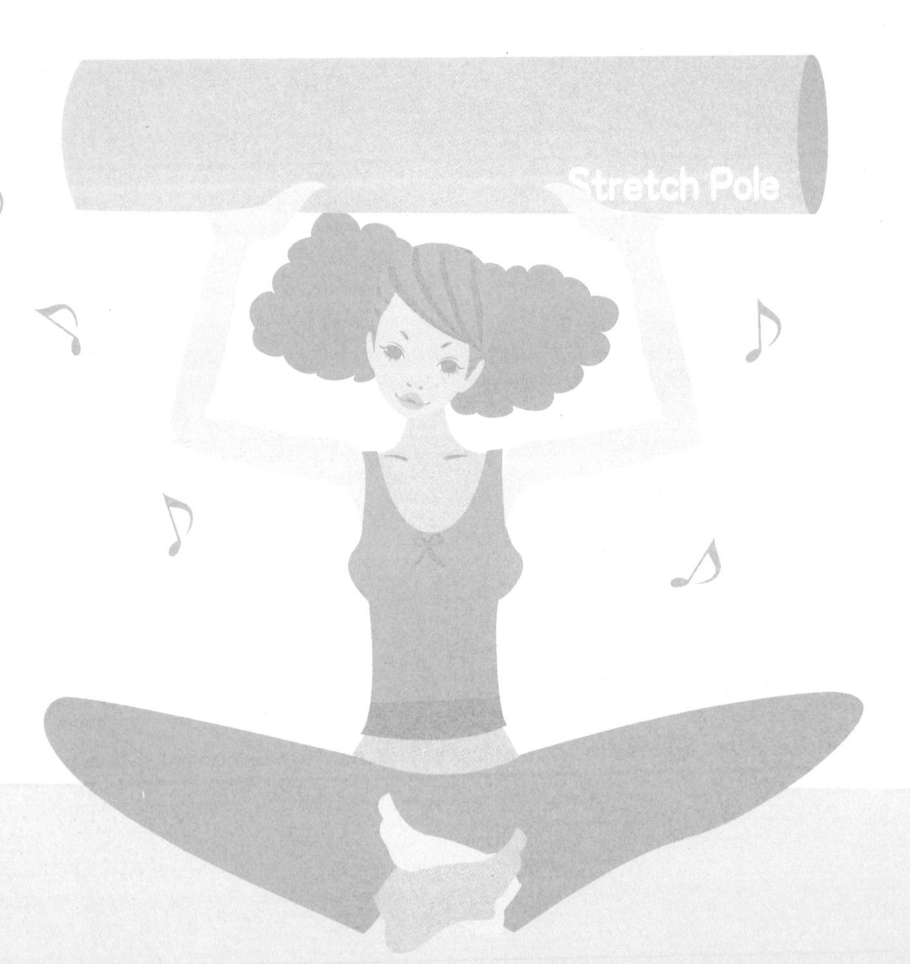

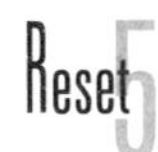


# 用直柱练习消除烦恼

## ——核心调整体会交流

这一课介绍的是人们实施核心调整后的体会。不仅有人感到肩、腰痛的减轻，更有人体验到惊奇的效果。核心调整让有不同烦恼的人得到了不同的答案。

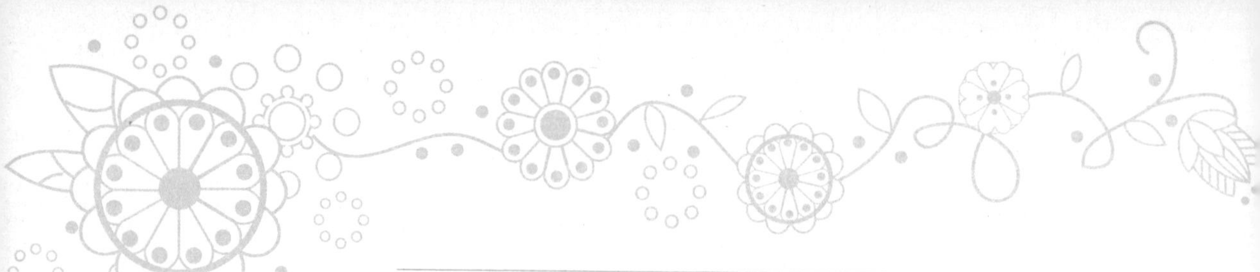

## “长期的肩部疼痛得到了缓解”

**Y.J女士**

本人为了加强自己的健康管理，经常到体育馆进行锻炼。某日，突然发现有核心调整的学习班，就去尝试了一下。让人感到吃惊的是经过练习长期的肩部疼痛得到了缓解。从此，本人迷上并购买了直柱在家练习。后来，由于工作忙，常常没有时间到体育馆去锻炼，但直柱练习在家就可以实施了。

练习完了以后总会感到背、肩、上臂能够很放松地“贴”在地板上，效果很好！真是买到了一个好东西！

## “背、臂、肩部的沉重感消失了”

**K.K女士**

最近我经常感到背、臂、肩部有沉重感。早上起床后，也感到身体十分的沉重。虽然我加强了身体锻炼，但症状不仅没有减轻，反而加重了。长期的肩痛也让我十分烦恼。

后来，我“结识”了直柱，并练习了三个月，不仅背能挺直了，而且背、臂、肩部的沉重感也消失了，肩痛也减轻许多。现在真是离不开直柱了！

## “驼背变直，成了气质美人”

**G.H女士**

某天，我接到友人F女士的邀请，去看看她刚买的一个好东西。到了那里一看，是一个很不起眼的圆柱状的东西！

这就是F女士经常去的那家形体院的职员送给她的直柱。因为成家以后无法保证去形体院的时间，形体院的职员就送给她一个直柱。

F女士让我按照“练习指南（声频CD）”试着练习一下。我的第一感觉就是练习后好像“瘫软”在了床上。由于驼背、肩部的超疼痛，我一直没有勇气去形体院，现在有了这样的体验，我真是感到幸运！我真想将直柱带回家。由于我想拥有直柱的愿望特别强烈，F女士就订购了一个送给我。

现在，不仅我本人，我的家庭成员都在进行核心调整练习！

## “一边看电视，一边改善腰痛”

**S.M女士**

我一直都被腰痛所烦恼。自从购买了直柱以后，我每天都在快乐地进行核心调整练习！最初我很担心能否在这样一个滚动的东西上面固定身体，但体验后发现根本没有什么难的。现在，我是一边看电视，一边很放松地进行直柱练习。

刚开始练习1~2次的时候，我感到僵硬的背部有些疼痛，但3~4次练习后疼痛感就消失了，背部也感到松弛了下来。现在，直柱是我生活中离不开的常备“药品”。

## “怀孕期间弯曲的腰和背变直了”

**O.S女士**

我最初使用直柱的时候是在怀孕期间。因为躺在那里进行练习是不可行的，在指导员的指导下，我将直柱挂在墙壁上进行练习。最初我还怀疑，“这真的有那么神奇吗”？但使用后确实感到肚子变小了一些。

对于孕妇来说，肚子太大的话，体重太重就会造成身体平衡失调。为了维持平衡，孕妇就会以脚后跟为支撑点、肚子前挺、背往后倾的姿势走路，从而使脊柱弯曲。利用直柱可以使脊柱回复到正常状态。

如今，我正为孩子的成长而努力，每天都右手搀着孩子，左手拿着东西，腰、背经常感到发僵。因此，我每天晚上都用直柱练习，以消除疲劳。

## “头部的紧绷感减轻了”

**M.Y女士**

购买直柱后，我几乎每天都要练习。

由于使用方法简单，又无需什么特殊的准备，所以我特别喜欢直柱练习。当然，效果明显也是我离不开直柱的一个原因。

例如，使用前我感到肩部好像“团”了起来，使用后马上就感觉肩部舒展开来，肩胛骨的柔韧性也变好了。

其中最让人感到惊奇的是以前一直困扰我的头部的紧绷感减轻了。现在，只要我一有不舒服的感觉，马上就进行核心调整练习。

无论在使用、还是不使用直柱进行练习时，有意识地注意姿势、呼吸方法是增加效果的一个重要的注意点。

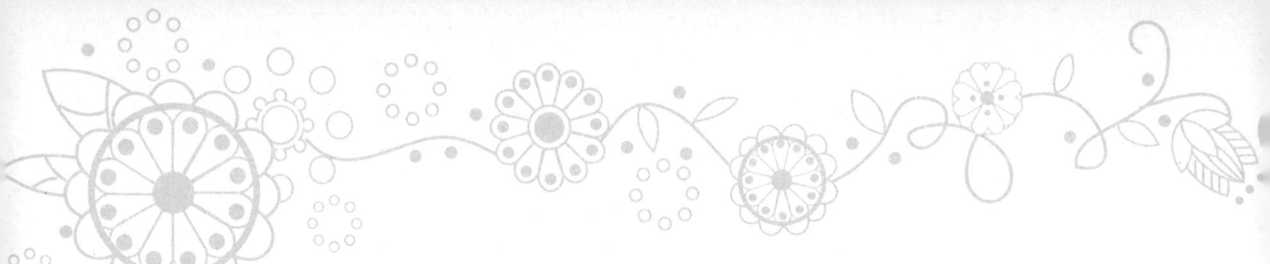

## “由于重心不平衡而造成的眩晕消失了”

**H.M女士**

以前，我总是往左侧眩晕，一个月大概要去治疗1~2次。然而，当我每天进行核心调整练习后，眩晕基本消失了。我想，这可能与身体的弯曲度得到改善、左右平衡得到调整有关。

另外，以前我有比较严重的驼背，虽然想要校正，但很痛苦。自从使用直柱进行练习以后，驼背也得到改善了。一边看电视，一边进行直柱练习，没有什么负担，是可以长期坚持下去的。

## “孩子的坐姿正确了”

**T.H女士**

为了在工作场所也能进行直柱练习，我购买了半直柱。有时间的时候，我也去健身房练习，或者在工作开始前进行一下核心调整练习，感到特别舒畅。

另外，在周末的时候我还担当了学校羽毛球队的教练。学校中有许多学生的姿势很不好。我就用核心调整练习来改善他们的姿势。练习了一段时间以后，孩子们的驼背变直了，坐着的姿势也改善了。躺在直柱上面，孩子们都有非常舒服的感觉。虽然仅仅是让孩子们按照书本的介绍体验了一下，但此后他们都产生了进行直柱练习的欲望！

## “不舒服的感觉得到改善，不知不觉中节食的效果也出来了”

**U.K女士**

某日，我因为手指发麻、身体不适而去医院进行检查。做了CT以及核磁共振的检查，也没有发现什么。医生判断可能是颈椎的原因，但没有较好的治疗方法。

后来知道附近开设了一家核心调整教室，我也就去试了试。

去了教室几次，就感到颈部的僵直感消失了。许多人听了我的感受都去该教室报名进行核心调整练习了。每天坚持运动是很困难的事情，但核心调整练习没有什么难的，在家就可以练习，得到了大家的好评。

我本人不仅脖子伸直了，而且全身感到舒畅。疲劳的时候做做直柱练习已经成为我在家放松的一个常用方法。特别是泡完澡后做直柱练习感觉真好！

## “与练习瑜伽不同的舒快感”

**O.N女士**

我是在体育馆认识直柱的。当时选择了与瑞士球不同的练习平衡的直柱课程进行学习。

由于感觉很好，我一直坚持随班进行练习。随着指导员的口令，手、足“噼噼啪啪”地运动着，忘掉了时间，身体好像躺在稻草堆里一样特别地放松。

我虽然练习瑜伽有一年多的时间了，但感觉瑜伽没有直柱练习时的那种开放感。这种感受我不仅与瑜伽练友进行交流，还写成文字在杂志上发表了。

## “可以在恐慌症发作前将心理状态调整至正常”

**O.S女士**

我进行核心调整练习已经有两年时间了。3年前，有恐慌症的我在发作前躺在直柱上面放松，脖子、肩部得到松弛，心情也自然地变得平静起来。

恐慌症是由于精神压力太大使植物神经平衡失调造成的，有一种“要死去”的恐怖感。这种感觉是正常人所无法想象的。

改善恐慌症的方法之一就是植物神经练习法，但没有长期练习的积累，效果是显现不出来的。然而，核心调整练习不仅很容易学，而且放松效果特别明显。这种效果既表现在身体上，也反映在精神上。

## “改善了睡眠，很快就能入睡”

**M.K女士**

我每天晚上睡觉前都要做直柱练习。以前我入睡非常困难，自从进行直柱练习以后睡眠大大地改善了。身体的疲劳好像也很容易消除，身体很健康。

此外，以前我的睡姿很不好，练习直柱后早上醒来我发现自己的睡姿几乎与入睡时的一样，真是让人感到惊喜！

# 结束语

真想向更多的人传播用直柱进行的核心调整练习!

理解核心调整的机理十分重要!

这是我写这本书的出发点。

“核心调整”于2000年介绍给运动队以后，在体育界开始流行。为了让更多的指导员掌握核心调整练习，我们于2001年开始举办学习班。这些学员将核心调整练习带到了锻炼及治疗现场。

此后，在日本人体核心调整协会的帮助下，学者们做了许多研究，发现了核心调整的更多效果。这些成果让指导员们更加深刻地理解了核心调整。

核心调整是谁都能够进行的一种简单的练习，这是因为练习器具——直柱使用非常方便。该器具不仅使用方便，而且配有相应的技术和理念，让人们更好地掌握和应用。

研究归研究，如何让指导员将核心调整方法教会一般群众是有一个摸索过程的。然而，许多指导员反映，如果自己不亲身体验的话就无法评价或者指导别人去进行核心调整练习。因此，我们不仅亲自辅导这些指导员，而且还给这些学员编写了一些资料、举办讲习班。可能我们过分强调了理论部分，因此在最初的推广阶段遇到了困难。

转折点是在我们得到名模SHIHO在体验了直柱练习后马上就购买并热心练习的信息。然而，由于该名模的提议，直柱练习被命名为“SHIHO练习法”，并出版了同名书籍。当时与该名模一起从事直柱练习介绍的还有松下的教练中野修一先生。他在“SHIHO练习法”中主要担当“伸展”部分的指导。这本书给我们的启发是，“核心调整”是最合适女性在日常生活中应用的一种锻炼方法。

真想将“核心调整”的感觉传给大家！

因此，我们选择了以图解形式将“核心调整”介绍给大家的途径。

从本书可以看出，人们可以不用任何人的指导，在任何场所、任何时间都可以进行练习。请大家一定尝试尝试，将核心调整练习安排到日常生活中来。

如果经过一段时间的自身练习后没有什么感觉的话，可以与“日本人体核心调整协会”认可的指导员联系，以得到他们的指导。

协会认可的指导员是纠正不良体姿的专家。特别是那些主任指导员们有着丰富的实践经验，他们可以根据各位的具体情况加以指导。

但愿本书能够让大家充分认识到自己照顾自己的重要性！

阿久比 永宗

2006年2月

## 作者简介

阿久比　永宗（**あぐい　えいそう**），1961年出生，曾从事高中体育保健的教授工作16年，致力于培养田径运动员。他培养的运动员在全国各种比赛中均取得过好的成绩。他自己也曾在全国运动会400米栏比赛中取得名次，并在爱知县国体田径队担任过教练。2003年11月3日日本人体核心调整协会成立，阿久比 永宗任董事长。

# 版权声明

图书在版编目(CIP)数据

改姿态变美人：人体核心调整法/(日) 阿久比永宗著；黄亚茹，胡曼玲译. -北京：人民体育出版社，2009
ISBN 978-7-5009-3598-9

Ⅰ.改… Ⅱ.①阿…②黄…③胡… Ⅲ.女性-减肥-图解
Ⅳ.R161-64

中国版本图书馆 CIP 数据核字(2009)第 018225 号

*

人民体育出版社出版发行
化学工业出版社印刷厂印刷
新 华 书 店 经 销

*

787×1092 16开本 6.5印张 112千字
2009年8月第1版 2009年8月第1次印刷
印数：1—5,000册

*

ISBN 978-7-5009-3598-8
定价：18.00元

---

社址：北京市崇文区体育馆路8号（天坛公园东门）
电话：67151482（发行部） 邮编：100061
传真：67151483 邮购：67143708
（购买本社图书，如遇有缺损页可与发行部联系）